《云峰医案》整理与学术研究

主审　陈代斌
主编　苏绪林
编委　罗红柳　黄玉静
　　　谢雨君　李勇华

U0212495

人民卫生出版社
·北京·

图书在版编目（CIP）数据

《云峰医案》整理与学术研究 / 苏绪林主编 . —北京：人民卫生出版社，2020.8

ISBN 978-7-117-30242-5

Ⅰ.①云… Ⅱ.①苏… Ⅲ.①医案 – 汇编 – 中国 – 清代②《云峰医案》– 研究 Ⅳ.①R249.49

中国版本图书馆 CIP 数据核字（2020）第 129044 号

| 人卫智网 | www.ipmph.com | 医学教育、学术、考试、健康，购书智慧智能综合服务平台 |
| 人卫官网 | www.pmph.com | 人卫官方资讯发布平台 |

《云峰医案》整理与学术研究
《Yunfeng Yi'an》Zhengli yu Xueshu Yanjiu

| 主　　编：苏绪林 |
| 出版发行：人民卫生出版社（中继线 010-59780011） |
| 地　　址：北京市朝阳区潘家园南里 19 号 |
| 邮　　编：100021 |
| E - mail：pmph @ pmph.com |
| 购书热线：010-59787592　010-59787584　010-65264830 |
| 印　　刷：三河市尚艺印装有限公司 |
| 经　　销：新华书店 |
| 开　　本：710 × 1000　1/16　印张：12　插页：2 |
| 字　　数：94 千字 |
| 版　　次：2020 年 8 月第 1 版 |
| 印　　次：2020 年 8 月第 1 次印刷 |
| 标准书号：ISBN 978-7-117-30242-5 |
| 定　　价：55.00 元 |

打击盗版举报电话：010-59787491　E-mail：WQ @ pmph.com
质量问题联系电话：010-59787234　E-mail：zhiliang @ pmph.com

前言

据考古资料显示,长江三峡地区既是亚洲人类诞生的发祥地,又是东西与南北交融的"文化走廊"。这里中医药资源丰富,中医药名家辈出。相传,神农氏曾在今神农架一带的山林中采集草药为民治病,后经巫峡直下长江。《山海经·大荒西经》载"大荒之中……有灵山,巫咸……十巫,从此升降,百药爰在",描写了远古时代巫医在灵山(今巫山)采药的情景,这是三峡中医药的较早记载。

重庆三峡医药高等专科学校长期致力于长江三峡中医药文化的发掘、保护、研究和推广。经过 20 多年的努力,学校中医药文化研究中心发掘了长江三峡本土中医药古籍 70 余种,搜集到中医药文物 1 000 余件,相继梳理出明清以来中医人物 200 余人,新建了三峡中医药文化馆,开展了国家级、省部级、校级课题研究 20 余项,出版著作 5 部,获得重庆市中医药科技奖、万州区科技进步奖 5 项。

本书是重庆市卫生健康委员会立项课题"清代万县名医陈光熙传世《云峰医案》的学术经验研究"和国家社会科学基金项目"长江三峡地区中医药学术流派传承研究"的研究成果。《云峰医案》是一部清代同治年间的中医著作,于 1873 年在万县万川书院刊印,记载了 50 个门类 196 人次诊疗病例。时过 140 余年,该书存世甚少,目前仅发现了 2 部且破损严重。课题组对《云峰医案》进行了数字化整理,研究其文化特征和学术特点,并将原著及相关研究成果集结成册,遂成此书。

本书分为上篇、下篇和附录三个部分。

上篇为"原著导读",是对《云峰医案》的原著整理,繁简转换,添加标点,合理断句。为呈现原著样貌,遂不改动文字,因此音同形近字混用处也较多，如"辟如""譬如"；"文蛤""蚊蛤"；"搔痒""瘙痒""骚痒"；"荜拔""毕拔"；"使君""史君"；"穿山甲""川山甲"；"松萝""松罗"；"斗胆""陡胆"；"慈姑""慈菇""慈谷"；"躁""燥"；"贴""帖"等前后不一，请读者谅解。

为了便于读者理解，在医案各门类的末尾添加了注释和讨论，对医案中的字词、人物、地方药名、术语、方剂出处及用药、剂量等进行注释，对医案中部分内容进行学术讨论或延伸拓展。

下篇为"原著研究"，一是对《云峰医案》作者进行了考证，原著由陈光熙牵头，邀约五位好友出资刊印；陈明赞为著书人，原著中提及的颠连道长确有其人，系陈明赞师傅；医案中记载了196人次诊疗医案，就医者比较集中，多为近邻，诊疗过程较长，有一定的延续性。二是对医案结构及特点进行了分析，医案记录较真实，但记录信息欠完整，医案载有医理医论，不拘泥于当时补阴之说，"以暖水温土舒肝、升阳降阴立论"，主张扶阳，与黄元御学术思想同流；注重多种疗法的综合应用，以自拟方加减化裁为主，但也灵活应用了前代医家药方70余首。三是对原著呈现的三峡文化特征进行了研究，总结了人员称谓、医药用语、生活用语、书面用语、民风民俗等特征。

附录部分对全书中药、方剂进行整理，提供索引，便于读者查阅；同时附上部分图片，便于读者一睹原著风采，了解三峡中医药文化。

本书是长江三峡中医药古籍抢救性保护与研究的学术成果之一，力图为广大研究者提供一个区域性医籍文献研究实例，丰富中医药院校师生学习和研究区域性名医名家的信息资料，为广大中医药爱好者提供借鉴。由于研究者水平有限，在整理过程中难免存在疏漏，恳请读者指正，以利日后再版完善。

《云峰医案》研究组
2019 年 5 月于万州

目录

上 篇 原著导读

卷 上

卷　下

下 篇 原著研究

附 录

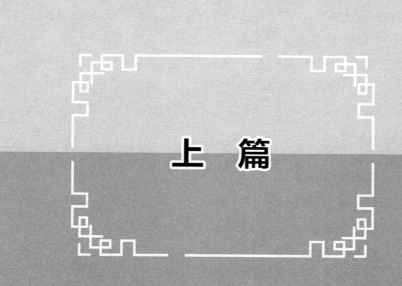

上　篇

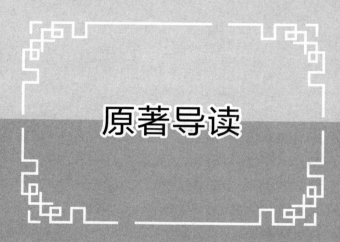
原著导读

冯 序

同治十一年冬[1],余重游蜀东万邑陈缉庵山长[2]馆,余于万川书院[3]之东偏,昕夕[4]晤谈陈君。固习于医者,因述其孙协五病时有神附其笔,自署颠连道人,为医案及方,依方治之,病良已。自后,数数附笔以应求医者,辄奏奇效,而协五遂以知医称,缉庵之学,亦益精焉。余始闻而疑之,省其案与方,因原竟委,洞中症结,盖良医也。夫医道微矣,自黄氏坤载以轩、岐、秦、张为四圣[5],而痛斥刘河间、朱丹溪、喻嘉言、张景岳诸人立方之误,以针砭世俗之庸医,斯道大明,如日中天。然河间诸人补偏救弊,亦各有其得力之处,虽矫揉少过或蹈一偏要,自有不可尽废者。道与时为升降,一弛一张,如三代后刑政之因时损益、变通尽利不其然与? 吾意贤人君子其生也,邃于阴阳,明于术数,天年既终,精气不敝于宇宙,而其康济斯民之隐愿,无所发抒,以借显于时,则依人而行,藉医理以拯人利物,盖所谓生而为英,没而为灵者矣。余观颠连之方,于景岳诸人之法时有取焉,傥为有明中叶以后之人与? 不然则如世所传张三丰颠道人之流亚与? 其自署颠连云云者,生前不无困楚与? 抑托为是名,而不必有其事与? 均莫得而知也。陈君将梓其书,嘱余序其简端,愿意以质诸当世之明医者,以为有当焉否耶。

钦加道衔四川候补知府前任万县事冯卓怀[6]撰

【注释】

[1] 同治十一年:1872 年。

[2] 山长:历代对书院讲学者的称谓。

[3] 万川书院:位于今万州区,又名凤山书院。清乾隆四十九年(1784 年)知县张廷锦建于城东关外,并置学田。嘉庆十六年(1811 年)

庠生杜越捐银500两以资膏火。道光四年(1824年)知县仇如玉,邑绅赖勋、杜礼等共捐银1300两增修。道光六年(1826年),知县刘大海捐银建义学附入书院。咸丰五年(1855年)知县陆玑因"凤山"低洼狭小,遂捐银300两倡募改建,时有讲堂3间,其余学舍等40余间,周筑以墙,易名"万川"。咸丰七年(1857年)知县冯卓怀捐银500两,募钱4 000余缗,增修并广置田亩以增膏火,严定课规。前楼祀宋儒周、程、朱、张等。同治二年(1863年)又增修前后过厅。光绪三十年(1904年)改为高等小学堂。

[4] 昕夕:朝暮,早晚之意。

[5] 黄坤载:名元御,号研农,别号玉楸子,清代著名医家,山东昌邑人。黄氏30岁时患目疾,因庸医误药而损左目,发愤曰:"不能为良相济世,亦当为良医治人。"遂发奋学医。黄氏现存医著较多,请读者自行参阅。黄氏所称之轩、岐、秦、张四圣,即轩辕黄帝、岐伯、秦越人扁鹊、张仲景。

[6] 冯卓怀:字树堂,湖南长沙人。曾任官四川万县知县。曾为曾国藩儿子曾纪泽私塾老师。冯卓怀使万州《西山碑》名扬天下。公元1101年春,书法家黄庭坚途经南浦县(今重庆市万州区),应郡守高仲本之邀,写《西山题记》,镌刻于高笋塘石壁,人称《西山碑》。《西山碑》字迹遒劲而不失温润,行气宛如江流。冯卓怀将此碑拓片送其师曾国藩,曾评:"海内存世,黄书第一。"使西山碑名扬天下。冯卓怀曾于同治八年在翠屏南山修建"文峰塔",以振兴万川的文风。

【讨论】

1. 本序主要讲了四点:一是叙述了陈缉庵及其孙协五习医、著书之经过。二是做出了"盖良医也"的评价。三是认为黄坤载之说以及刘河间等医家之言"亦各有其得力之处,虽矫揉少过或蹈一偏要,自有不可尽废者。"所以,"医道微矣",应众采各家之长。四是认为"有神附笔"、颠连道人等托名之说,"不必有其事"。

2. 本序说明冯卓怀谙于医道,能对医著、医理进行评价。古之文人,"不能为良相济世,亦当为良医治人",亦有医、儒相兼者。

3. 本序涉及当时之地名、人物、世事、世风,传递的信息较多。研读古之医著,若用心细究,既领其要旨,又旁及左右,了解许多相关的信息,定当受益匪浅。如本序作者冯卓怀,他与曾国藩及万州的《西山碑》、文峰塔、万川书院均有许多生动故事,了解其人其事,便使当地的历史文化生动形象起来,这自然而然地激发了我们的故乡情怀,增强了我们的学习兴趣。又如本序提及的黄坤载(黄元御),如果我们深入学习了解黄元御的著作,且与本医著互参,可有更大收获。

左 序

颠连道长神乎仙乎,往来云霄间,视弗见,听弗闻,凡士庶之有疾病而祷求者罔弗[1]应,起死肉骨,历显灵奇,乃知道长之心,无乐乎为神,无乐乎为仙,独乐乎为医,以救世也。年大人缉庵陈公精岐黄术,佩服之下,举道长开立医方,缮写成帙,编次付梓,将来流传海内,因是书而全活者不知其几千万亿,此谁之功也夫,又谁之力也夫?

四川癸卯科举人现任万县训导[2]长邑左宜之撰

【注释】

[1] 罔弗:罔,没有;弗,不,罔弗即没有不,无不之意。

[2] 训导:中国古代文官官职名,在清朝约为从七品,主要职能为负责教育方面的事务。《清史稿·职官志三》:"儒学:府教授、训导,州学正、训导,县教谕、训导,俱各一人。"

【讨论】

1. 本序提及颠连道人往来神秘,有求必应,治病无不灵验,此有文学修辞的神话色彩。

2. 本序言缉庵陈公精岐黄术,因佩服颠连道人之医术,乃缮写道长医方成帙。对比前冯卓怀之序和陈缉庵自序,本书实为陈缉庵邀约好友出资,由其子陈明赞编著而成。

陈 序

时艺小道耳,然一题到手,不为穷究其所以然,必不能探题之源而制题之命,虽多衍门面语,只落下乘于真际[1],固未有得也。医道亦然,近时医士见头治头,见足治足,处方者谓对证,制剂者谓对证,患病者亦谓对证,然投之往往不效,或此效而彼不效,或并不止于不效,其故何欤?彼所谓对证者,乃本证之门面药品,于证之所以然处,固未见到也。以药治病实则以病试药,轻则加重,重则致危,刀圭[2]中亦焉用此浅率者为哉。

颠连道长之附笔于吾孙协五也,抱病求治者,必为推究病源,立案立方投辄有验。初年所立方案底稿,每付求方者携去未识珍存,数年后乃知所立方案之有益于医道也,转向求方者索底稿,辄散轶不可复收,厥后乃将一切方案抄集成帙,并命小子明赞具疏请业蒙之门下[3],每遇一证,道长必与揭明医案,命赞照案批方,为酌是非定弃取焉。如是者有年,求治愈众,积案愈多,远近求抄医案者踵相接而苦难以应也。爰约王君鼎文、陈君眉山、卫君德宽、郭君愚溪、常君黼堂协捐付梓,颜曰《云峰医案》,以应四方之求抄者。

窃谓医道之难,不难于对证立方,而难于对证之所以然处立方。读是书者,果能留心四诊以究致病之由,庶与道长心源符合,不致与文家之敷衍门面而未得题之真际者,同类而讥也。古语云:习字费纸,习医费人[4],作文而不得题之真际,不过劣于文,疗病而不得病之真际则杀人无算也。愿以告世之读是书者。

时同治十二年癸酉岁重阳前五日缉庵陈光熙[5]识

【注释】

[1] 真际：真切的道理，真实情况。

[2] 刀圭：中药量药器。

[3] 具疏请业蒙之门下：具疏，又作具书，备文分条陈述；请业蒙之门下，请教学业，拜师门下。

[4] 习字费纸，习医费人：又说"学书废纸，学医废人"，民间认为系苏东坡所言，意思学习书法就要不断练习而耗费很多纸张，学习医学就要看过很多病人，不断总结临床经验才行，其间难免有贻误病情误伤病人之事。

[5] 陈光熙：前序冯卓怀称其为陈缉庵，医案中载有"纪祖缉庵"，即陈世纪之祖。陈光熙之子为陈明赞。据清同治《万县志》卷三十一陈大方条记载，陈光熙之父为陈大方，陈光熙因对清朝某些社会现象不满，故发奋学医，备置药料，以救死扶伤。由于其勤奋好学，医技日精，求治索方者每每盈门。光绪年间，对刘以仁所著《脉法条辨》进行整理编次，并刊行。另陈光熙于同治十一年受时任四川夔州府知府蒯德模之托编写了《蚕桑实际》，该书系一本重要的蚕业专书。

【讨论】

1. 本序为自序，主要讲了三点：一是指出当时对证不求甚解、"以病试药"的现状。二是说明了著书的过程，颠连道长治病必推究病源，立案立方投辄有验，积案愈多，故而付梓。这说明该书系多年诊疗经验的总结，而且疗效获得了就诊者认可。三是强调"习医费人"，须"留心四诊以究致病之由"，不可"不得病之真际则杀人"。

2. 关于本书的出书人和著书人：出书人应为陈光熙，著书人当为陈光熙之子明赞，本序中有说明，并在医案中咳嗽门"受业明赞为小子春堂患咳"案、虚证门"陈世亨为妻谢氏患病祈方"案、失血门"陈世纪妻余氏每月吐血一次"案、目证门"陈光烈目昏"案、足证门"左彭氏足肿"案等，多处提及"受业明赞""赞徒"等，这些均说明该书内容实为陈明赞跟师学医期间所记载的老师指导其治疗病证和论述医理的医案，当然也有部分是陈明赞本人的诊疗医案及心得体会。同时，医案中多处提及陈光熙知医,陈光熙之孙陈世纪知医,陈家字辈从高到低排为"光""明""世",医案中有"弟子世纪为祖母谭"求治的记录。陈世纪为陈光熙孙子,陈明赞侄子。陈光熙祖孙三代为本医案整理做出了贡献。

凡 例

　　是书以"云峰"命名缘道长方药神应，沐恩者竞欲设位以祀求示道号秘弗告，厥后以恳求诚切，乃以"御封云峰大法活人伏魔慈惠良师自号颠连道人"二十字示焉，是书曰《云峰医案》，从所自示者命也。

　　医自四圣而降，代有传书，其最著者，莫如薛、李、朱、刘诸家。朱、刘主用清凉，薛、李则以脾胃立论，却后张氏景岳、冯氏兆张则以补阴立论，何议论歧出，若此亦世运为之耳。本书则以暖水温土舒肝，升阳降阴立论，亦见时医多泥补阴之说，不知近时却多阳弱之人，故为偏泥成说者痛下针砭，是书也为医病计，实为医医计也。愿读是书者勿挟讳疾忌医之见。

　　是书多采古法，而运用之妙则别具化裁，所立方论多与黄氏八种[1]诸论符合。惟黄氏论多衍奥，此书明白晓畅，或理有难明者则为罕譬而喻，深人浅人皆能领取也。于是书理会有得，便可登黄氏之堂而入其室，读者详之。

　　是书系各就叩求者详示病源，就证论治，其未经叩求之证诸多未及，非著书立说必求全备之比也，读者谅之。

　　是书所立方论，分门载列，详者勿论，略者或只列一方并未论其所以然，亦以求治者多，不能一一详说，故为就证示方。其实各门各证皆各有表里寒热虚实之辨，惟留心四诊于证候错杂可疑处，仔细参审，自有真辨。若泥是书本门一方而不知因证制宜，便非解人，便非道长所许愿。读是书者推类以尽其余也。

　　是书别类分门不过略见大意，其实彼此互见者甚多，不能一一确分门类，所列篇号宜以各门分叙为合，以后日可依类续增也。然不列长号，则刷印匠师难免舛误[2]，阅者谅之。

是书之成蒇事^[3]太速，所立诸方前后不无重见叠出之处，然翻阅较便，有续刻者再加校正可也。

道长附笔多在春秋月分，余季则不常降临，如有后缘容俟补刻。

【注释】

[1] 黄氏八种：黄坤载医著《伤寒悬解》《四圣心源》《四圣悬枢》《素灵微蕴》《长沙药解》《玉楸药解》《金匮悬解》《伤寒说意》。

[2] 舛误：舛，音 chuǎn，舛误即差错、谬误。

[3] 蒇事：蒇，音 chǎn，蒇事即事情办理完成。

【讨论】

1. 凡例说明了书名《云峰医案》系用颠连道人之封号。言"道长附笔多在春秋月分，余季则不常降临"，说明书中医案多为春秋季诊疗病案。

2. 凡例说明本书以"暖水温土舒肝，升阳降阴"立论，系因近时却多阳弱之人，不泥于当时之补阴之说。这是本医案医理之关键，研读本医案之要旨。作者还强调本书还向偏泥成说者痛下针砭，该书既为医病所著，更为医者所著。

3. 该书别类分门不过略见大意，研究医案时各病证应互参。

卷　上

头证门

陈明政母氏黄，病头痛、晕眩、心慌。

示云：病由气血虚枯，真阳不升，阳不固则风邪易入，感风寒者必须表散，表散过甚，元气由此耗，元阳由此薄，此其咎不在表散，而在专于表散，不知补气补血耳。

盖气虚者必弱血，枯者必虚。气能生血，血能充气，气血枯虚，则两不相生，而两相克矣。先辈云：气虚者必兼补血，血虚者必兼补气，以不足者专补不足，不敢以有余者耗其有余也。若审得虚在此，遂专补乎此而遗乎彼。姑无论补者不易取功，而遗者反以最过也。此先辈之见解独超也，今人不查，动谓医者理也，可以意揣，以古书为拘泥，以己见为精密，以汤药度手艺，以性命为儿戏，昏昏使昏昏，医之所以不明于天下也。遇风寒则表，遇阻滞则攻，全不察其神色虚实，一味舍本固末，致使无病者滋其病，有病者增其病甚矣，医之误人也。

如生母明是气虚血枯，所以易感风寒，治者应宜于轻表剂中兼用补品，气血正也，风寒邪也，正强而邪自不敢侮也。乃辄用表散，全不补益，邪幸除而正之受侮于邪，至是甚矣。讵非乃翁之欲试手艺而戏性命乎。或曰医理书理也。如《孟子》苟不好善，则人将曰訑訑[1]，拒人于千里外，士止于千里外，则谗谄面谀之人至矣。国欲治，可得乎[2]。即书理以按医理，可类推也。

生母明是气血虚损，按此论医，易如反掌耳，至是易者亦难也，盖由表散太过，不足者不但未补其不足，反耗其不足，并伐其有余也，何也？气足则阳旺，血足则阴旺，气血虚枯，风寒耗其一，表散复耗其一，于是阳薄于外,阴薄于内,盖阳为火主,阴为水府,气足然后火旺,血足然后水旺,气血不足则水火不相济,阴阳又岂能交泰乎?所谓阴虚者阳必凑之,阳弱者阴必极之也,火不济则土湿,水不济火则木郁,木郁者易生风,土湿者易生寒,错杂于中,则上不能降,下不能升,故头痛、目眩、心摇、空慌,不时而作。

且详言之,气能生精,精能化气,气能和血,血能调气,一失和平,阴阳毗历矣,危征之辨,参透者几人?气不能纳精,精必不能摄气,精为元气之主,气为元阳之根,肺为气本,肾为气主,精藏于肾,肾交夫心,心统夫血,肾固夫血,一气血败,而殃及累及者,盖不可穷纪也,所以自汗、喘促、气短、神疲,间时而作也。论治者审其脉动,察其色,何为急图,何为缓图,何为有余,何为不足,偶失其权,则诸症交作,例在不治矣,为夫婿子孙者万万不可视为寻常而疏忽也,俺论其源详,且尽矣。满河是滩,看梢公从何处下桡[3],当生亦能自裁度否也,请试之。赞生欲师俺,可将此病源细审,主方呈来斟酌,乃能会通,否则徒欲俺附笔论症施医,俺去则俺为俺而赞为赞也,有何益哉?

赞读师训,乃知婶母之病实由气血两虚,阴阳不升降之故,以致自汗喘促气短神疲,刻下宜阴阳兼补,赞拟早服补中益气汤,晚服六味地黄汤,祈示。

示云:陈政生之母病患气血枯,俺论其源至周且密,识医者一见了了,即知着紧何药治此并能治彼,不致有厚此薄彼之嫌。赞生所用二方,亦是应用之品,意欲以补中益气汤抑阴补阳,升提中气,兼除外感,以六味地黄壮补肾精,助阴扶阳,又令早晚兼服,互相进投,恐一方招损,二方必能取益。亦是医生自占地步要着,犹如攻贼者,用子母连环炮之意也。但于俺所谓何急何缓,何有余何不足数语,似未详审,浑浑还俺一个气血两虚,阴阳不升降之故。则俺所谓错杂于中,似又未曾理会也。当想错杂于中者何物,阴阳不升降者何故,病从何始,治病从何起。辟如打夫赛勇,先点穴道,妖气赛法,先盗法宝,任他艺术高强,鲜有不受制于我者。

再将病源详细展阅,自有会悟。如生所主二单,原此等病所不可少,后必用此,然此等病所不可恃,近不宜此,泽泻、粉丹、白菊、京子、细辛,尚用不着,用之反有碍于病,细审便知。近刻宜专补血气,气健而阳自降,血足而阴自升,升降无滞,则阴中之阳不燥,阳中之阴不寒,坎中之火蒸于上,离中之水流于下,阴阳交泰,水火既济[4],则郁者伸畅,湿者温和,脏腑各适其平,尚何病之可言哉。尊翁[5]所用建中汤以提升中气为主,并能宣清阳闭浊阴,更兼生血化气,如此行医,颇征明见。生性颇敏捷,用药亦能小心,俺深喜焉,留心此道,必非百里才也。

法用黄芪　桂枝　上桂　白芍　甘草　生姜　煨姜　红枣,加干姜一二钱亦可。

左昌际妻何氏,头晕,心跳,食少,汗多。
方用茯苓　桂枝　白芍　净夏　牡蛎　龙骨　甘草。

陈世亨室人谢氏,常患头晕,心跳,口干,口苦。方用右归丸。

陈世纪祖,患偏头风并齿痛。
示云:此症乃阳明胃逆,逼火上浮。
方用生地黄　熟地黄　藁本　桃仁　枯矾　香附　北细辛　白芷　木通　陈皮　酒芍　骨碎补　生熟石膏各五分,灯草七节引[6]。
外用[7]小蒜一枚,生姜捣烂包定,用火煨熟,噙患处。

陈明政母氏黄,常患头痛,口干,口苦,心翻作难欲吐。
赞拟白芍　干姜　甘草　净夏　茯苓　粉葛　桂枝,生姜、大枣引。
示云:此方可服。

陈明秀妻冉氏,头痛,自汗,寒热时作时止,食后作吐,心难。
方用洋参　桂枝　白芍　半夏　军姜　茯苓　甘草,生姜、大枣引。

【注释】

[1] 訑訑(yí):形容自以为很聪明而不听别人的话,傲慢而自以为是。

[2] 见《孟子·告子章句下》，撰著者引用时文字有省略。

[3] 满河是滩，看梢公从何处下桡：川渝两地方言，意为抓不住重点，不知从何入手，不知该怎么办。

[4] 水火既济：《易经》既济卦，坎上离下，水上火下，蒸腾气化，上下交感，阴阳交泰，阴阳和谐之象。中医学借用"水火既济"来比喻心火与肾水的相互关系。

[5] 尊翁：对人之父亲的尊称。文中指陈明赞之父，即陈光熙，提及的"所用建中汤"，再次印证陈光熙本为行医之人，本书多处提及其能诊病、处方用药。

[6] 灯草七节引：加用灯草七节作为药引。中医处方用药引一般有三种情况：一是该药家喻户晓，易于获取，药房不经营，本处的灯草即是，本书中多处用生姜、大枣等药引；二是引经归使药，把药物的作用引到特定的脏腑或经络里，如吴茱萸为肝经引药，石膏引诸药入阳明经，补中益气汤中的升麻、柴胡即为引经药；三是增加某味药，始于宋朝，宋朝的惠民局卖成药（配好的中药），若诊病时根据病情况需要再增加一味药。

[7] 外用：此处意为另外使用。本书中多处言"外用"一词，一是指外治法的外用药物；二是另外使用。阅读时须加以鉴别。

【讨论】

1. 本书病案多为真名实姓，但记载的病案信息多不详，对诊者的年龄、舌象、脉象多欠缺，症状记载简略。研读医案若能前后对比综合分析，定当有所收益。如陈明政母氏黄案，前有头痛、晕眩、心慌等症，在其后的分析中有头痛、目眩、心摇、空慌，不时而作，自汗、喘促、气短、神疲，间时而作等症状，前后相参，更能理解其气血虚兼外感风寒之证。

2. 本书多用通俗易懂的方言或比喻对医理进行说明。本案中应用"满河是滩，看梢公从何处下桡""犹如攻贼者，用子母连环炮之意""辟如打夫赛勇，先点穴道，妖气赛法，先盗法宝，任他艺术高强，鲜有不受制于我者"等语言，易于理解其意。

3. 本书部分病案进行了较详细的辨证论治，有师带徒的指导，值得深入学习研究。如陈明政母氏黄案,一是指出病由气血虚枯,真阳不升,阳不固而感风寒所致,治不可专于表散,应于轻表剂中兼用补气补血。该论与本书提及的"近时却多阳弱之人""以暖水温土舒肝,升阳降阴立论"一致。二是指出"气虚者必兼补血,血虚者必兼补气",气虚与血虚应并治。三是指出不应拘泥于古书,不可满于己见,不可"以汤药度手艺,以性命为儿戏,昏昏使昏昏",应细察其神色虚实而治。四是指出病机多相互影响,错综复杂。如气血不足,可致水火不济,续致木郁生风、土湿生寒,出现升降失常,肺、肾、心失养失调。五是对学徒进行悉心指导,嘱其对病源细审,对其拟方进行指正。

4. 本书提及的颠连道人,在本案中自称"俺",俺为北方方言,故推测颠连道长可能不是本地人,而是从外地(北方)而来,在此地停留了较长时间,与陈光熙等人有交情,时而应邀到本地诊疗并指导学徒。这说明本书为融合南方和北方医家之学术经验之作。书中还提及颠连道长炼丹、另有弟子等。这些说明颠连道长确有其人。

5. 本门医案以头痛为主症,兼有头晕、汗出等症,是为气血虚弱兼外感者,方用桂枝汤(桂枝、芍药、生姜、大枣、甘草),加茯苓、净半夏、干姜等对症用药。对指导医者临床活用桂枝汤大有裨益,学可旁通。

目证门

陈光烈,目昏,叩丸药方。

师曰:病由足少阴水亏,手厥阴火惫,真阳不升,加以老年气血衰弱,命门真火不能温暖肾水,遂至真阳之气不能上蒸,此目昏之由来也。

方用熟地　淮山　净萸　补骨脂　茯神　枸杞　苣胜子　雄片　炮姜　胡桃,如熟地不宜即易洋参,水煎服数剂。

后用大补元煎加附片　干姜　黄芪　枣仁　茯神　鹿胶　补骨脂　胡桃　焦术各等分,炼蜜丸,常服桂圆花椒汤下。

陈明秀,左目瞳痛,日晡[1]尤甚,颧骨及大齿尖转至耳心痛甚,天明时始愈,平时兼患耳鸣。

示云:病由阳不伏阴,火不济水,真精偏枯不能上达,目瞳无所滋养,故昏花,目瞳本自有水,自放晶华。当阳盛之候,正水耗之时,宜肾水上运填补所耗,所谓以水救火也。辟如水田当春夏,日光灿烂,田水日耗,耕夫以塘堰灌注,田水不见耗,禾苗自不枯槁,而田外草本亦藉此滋润,自无凋残之处,如生肾水不能上达于目而齿耳悉受殃累一理也。但肾水虽然偏枯,未必毫无生长,既有生长,何以不能上济夫目。

此中原故,庸工必难透识,盖水本自下流岂能上行,目上肾下,肾水岂能助流逐波,上济目精,必借火蒸熏,水气始上升于目,目瞳原主收受,收取水气,藏蓄不溢,晶莹朗润,皆肾中真火有以助之耳。辟如蒸饭,甑内本无有水,而灶内火旺,锅中水开,气往上升,甑盖中边滴水不辍,灶边灶后皆有温暖之气,此又一理也。至若日轻夜重,亦自有故,日当阳令,阴气暗伏,不能为虐,故轻减;夜当阴令,余阳不能制克,而阴气肆发,故加重耳鸣一证。庸工皆谓气虚,而不知实阳弱所致,盖阳为气主,气为阳辅,真阳既弱,不能摄气,气便失所依据,势必随阴助虐,所谓阳虚阴极是也。又有一说,阳不能摄气,则气不能纳精,精即不能生血。精血之生,必资气化调和;元气之畅,更赖精血拥护。至若真阳两字,尤为精血与气之主,偶有所伤,各部皆受牵累,生病始由气弱,遂致阳虚,继由血虚,遂致精枯,病源如此。当用何药,赞徒主治。

明赞拟用右归饮是否,请政蒙另示方,五味　桂枝　军姜　甘杞　甘草　雄片　净夏　茯苓　白菊　橘皮　丽参,桂圆引,服四五剂另酌。

陈明亮,患右眼陷翳[2],小眦胬肉攀睛,白珠红甚,瞳神昏暗,恳祈施治。

示云:小道奉师命为人间作法也。师云:良生病目名乌头风证,日间必常见花纹云形,内作障痒,间或痛及鼻侧,即本证之征也。而胬肉遮睛又为心经火动,起从大眦而色深红者实,小眦而色浅淡乌者虚。赞友细验虚实自明,其坑陷不起者又为肾水损亏所致。肾为气主,如海之能受不见盈也。气为肾辅,如江贯海不可竭也。六腑五脏之精气,皆下注于肾而由肾上注于目。肾虚则不能纳气,气虚则不能壮肾,肾亏则不能上填睛水。既然如此,翳所由致也。瞳睛昏蒙又为命门为火败,盖水不能自升,必藉火气熏蒸而阴气乃上腾,火足则水足,而神光之照耀常明。火惫则水惫,而阴翳之埋沉滋甚,如坎中无阳,即变为纯阴之象,神昏斯由来也。按此生病,已水火两弱,治殊不易,或以为虚,而专用补陷明神之剂,是不知有实证未清也。治者当先清心经,俟胬肉全消,而后再治陷翳神昏等证,则必复明。若再因循自误,恐船到江心,挽回无计矣。

方用川芎　枳壳　玉竹　黄连　生甘草　蒺藜　杭菊　草决明　青葙子或加明天麻、淮山药亦可,或再加车前仁,一十二剂,看胬肉起止如何。

陈明政父光党,目疾。

示云:病由虚火上浮,肾气不纳,足厥阴虚木生火,赤肿疼痛,急宜滋阴补阳,若非如此,则云雾渐起,更难治矣。

刻间宜服坎离丸[3],接服观音红锦汤:

全归　银花　生芪　白芷　没药　潞党　白菊　川芎　桔梗　大枣　粉草　蔓荆子,霜桑叶引,或加蒺藜、兰果,二单兼服,时务忌油、忌风,七日忌食一切生冷发物。

外用前赐洗眼方加蔓荆子,频频温洗。须露一宵,前二方服数剂,俟赤肿全消后,接服杞菊地黄汤:熟地　怀山　枣皮　茯苓　粉丹皮　泽泻　甘杞　白菊　鹿胶,加首乌,服十剂,或倍加分两为丸尤佳。

陈明恩,目患陷翳。

示云:目因肾亏,血气两枯。

方用甘杞　首乌　熟地　鹿胶　枣皮　天麻　霜桑叶　银菊　归尾　茯苓　苣胜　潞党。

此亦平稳之剂,服数剂,俟目色光明,宜服杞菊地黄丸,重用红杞加明天麻、兰花果,下滋水,上清风,使水足火伏,其疾自除。前方用兰花子作引,如红云瞳昏,可加蒺藜、覆盆、磁石(火煅醋炙)。外用羊矢子即羊枣,冬青子即白蜡树子,一名女贞子,俱用真白蜜拌匀,饭上蒸熟再用。覆盆子、兰香子、白菊花煎水吞服,久服可以除根,平时早起霜桑叶根煎水洗脸。

陈女闰秀,目疾。

示云:此疾阴阳俱虚,水火两败,药非三五剂所能效也。

方用归尾　黄芪　枣皮　甘杞　玉竹　淮山　白蔻　白菊　熟地　覆盆　炙草　胡桃,莲米壳引,服二三剂,有效再行赐方。

外用甘杞　胡桃肉　菟丝研末,蒸鸡蛋频食。

又用大黄　文哈①　柑叶　葵花梗心　菊花　满天星浓煎,露一宿,乘热熏洗。

陈女月秀,目疾。

示云:此病阴分虚弱,而真阳不能上升,肝木相克,而虚阳生风,姑拟一方服二三剂。

方用归尾　羌活　熟地　淮山　白菊　甘杞　生黄芪　槐子　蒺

_____

① 整理者注:应为蛤。

藜　远志肉　炙草　蔻壳　核桃,大枣、桂圆引。

外用羊矢子　核桃　米莲子壳　白蔻壳为末,调白糖蒸服,忌夜饭。

陈行富子,目生白翳,不肿不红。

示云:刻下翳已成核,实由足厥阴、手太阴风火为患。

方用苣胜子　蔓荆子　凤凰衣　木贼草　白菊　蝉蜕　霜桑叶等分细末,用黑羊肝七瓣入末药,蒸服三次。

再用羊矢枣、女贞子俱用真蜜拌蒸。

另用覆盆子、兰花果煎水吞送,此方久服可以除根。

陈女月秀,目疾。

示云:此乃风寒郁遏足厥阴、手太阴,庸医不谙此理,谬指为热,则用寒凉等药抑遏肝火,疼痛异常,或云虚者亦非,轻则缠绵不愈,重则丧目失明,小小弱女,医成废人,良可叹也。

方用羌活　独活　前胡　柴胡　归尾　赤芍　防风　荆芥　枳壳　蝉衣　白芍　红花　桔梗　蒺藜　甘草,依分五剂水煎服,务须忌油七日,然后用猪肝子炖汤去浮油开荤,切记。

外用洗法　文蛤　枳壳　槟榔　兰花果　白菊花各等分,或加枯矾少许、乌梅一个。痒甚者,加川椒二十一粒,食盐少许,滚水泡,每日煨热熏洗数次,断无不愈(凡患目疾者均宜)。

又用五子仙方以善其后,缘目有陷,医非此方不能平复,枸杞　桑椹子　覆盆子　金樱子　兰香子。

陈光敦子明槐,患风眼,边角溃烂。

方用防风　桂枝　五味　白菊　柴胡　甘草　茯苓　枯矾,生姜、兰香子引。

黄大炳子心培,目疾,多年云翳遮晴,时流眼泪,大角微红。

示云:病由清阳陷败,浊阴凝结,非数剂量所能奏效也。

方用茯苓　泽泻　栀子　甘草　净夏　白芍　丹皮,白菊酒洗为引。

谢诗召为子玉麟目疾祈治。

示云:目为清阳之府,自浊阴上逆,清阳下陷则生疾,甲木[4]不能下降,乙木不能上升,戊土不能养木,辛金不能制木,遂致己土生寒,丙火不能温土,土湿则木郁,木郁则风生,致使清阳日败,浊阴凝结,则云翳由是生,脾胃由是弱,而正气由是败,风邪由是入,故偶伤风寒,则生他症,如不知扶阳抑阴,宣清闭浊,而用滋阴表散之品,则是援溺而击以石,目必由是昏陷不明矣。今世之行眼科者,大半如斯,害人已极。天下未有内科不明,而独以眼科名家者。

方用桂枝　白芍　净夏　茯苓　甘草,服二三剂。

接用白蒺藜　蜜黄芪　广木贼　蔓荆子　当归尾　白芍粉　甘草　杭白菊　净半夏,多服有效。

左洪纶彭氏,目疾。

示云:病由手厥阴火惫,足少阴受湿,精血枯惫,而虚火上浮,病源乃尔。

方用熟地　红杞　白苓　蒺藜　山药　归身　防风　羌活　天麻　巴戟　菟丝　白菊　覆盆　雄片　砂仁　甘草　磁石(醋煅二钱)。

李乐有母氏邓,失明。

方用桂枝　丹皮　首乌　茯苓　半夏　军姜　甘草,桂圆十个引。

谢诗召为小子目疾蒙赐。

仙方服药渐效,今左眼白翳未大散,瞳稍陷,如芥子大,似与黑眼珠不甚分明,且不清亮。右眼有白翳一点,时大时小,眼边常生红子,此现患诸症。

方用当归　赤芍　柴胡　羌活　独活　杭菊　红花　芥穗　防

风 前胡 枳壳 蝉衣 桔梗 蒺藜 甘草,煎服三剂,忌油七日,后用猪肝蒸汤开油。

次用熟地炭 山药 枣皮 红杞 雄片 杜仲 肉桂 炙草 鹿胶 沉香 兰香子,白菊引,服九剂后用杞菊地黄汤或作丸,用桑皮养荣汤吞送,每日用五子仙方浓煎当茶吃。

又用女贞子、羊矢子蜜蒸,用五子仙方吞服。

外用蚊蛤 枳壳 槟榔 杭菊 兰香子煎水,露一宿,温洗,每日熏洗八九次。或用拔云消翳散,日点二三次亦可。一切寒凉等药不宜再用,以速其瞽[5]。

胡廷安,患目疾。

方用天麻祛风汤,归身 芥穗 天麻 熟地 香附 薄荷 白菊 酒芍 蝉退 红柴 羌活 白芷 甘草,服三剂。后服五子仙方,枸杞子 桑椹子 覆盆子 金樱子 兰香子,多服十余剂。

外用蚊蛤 槟榔 枳壳 白菊 乌梅 兰香子,煎水熏洗。

陈明亮,前蒙赐方,遵服多剂,减而未愈,刻下小眦上边胬肉如故,色颇淡为乌,当服何药,祈赐方。

方用熟地 红杞 首乌 补骨脂 白菊 蕤仁 茯苓 黑姜 苣胜 天麻 虫退 灵磁石(火煅醋炙),冬桑叶引,服十余剂。后用杞菊地黄汤多剂必愈,洗眼药不可间断。

前治李乐有母邓氏,目疾如能作痒,眼目微塞微胀,内如虫行,便是转机。

赞徒或命仍服原方数剂,或另用丽参 首乌 桂枝 甘草 茯苓 干姜 甘杞,后用五子仙方,只要有一丝光明,便是与人方便,欲想复原,万万不能。

又示云:俺去后,赞当时看药书,如金匮、辨、难、大成及近时黄氏八种,皆当参阅,虽各有是有非,然不能不从此问津。但近时人多阳虚,看书要自有权柄,不可惑于陈说,拘泥古语,以致死于句下。

俺实有要务不能羁留，后晤之期亦难预卜。俺平时所论病源，赞当暇刻无妨参阅，虽无大益，于近时病或亦不无小补。闻有欲刊刻俺所论病源者，此举尽可不必，以俺不过随便谬谈，无补于人，无益于世，刊刻何益，空费钱文也，见爱者抄阅无妨。赞生等即此揖别。

邓印绅，患目疾，经年未愈，祈方。

师曰：病由心肾不交[6]，气血不足而致。盖目为清阳之府，清阳从左穴上升，浊阴从右穴下降，目受清阳之气而后晶荣光明至，心不足则火惫，肾不足则水亏，心虚则不统血，血即不为心养，肾虚则不纳气，气即不为肾使，肾为气主阳也，而阴在其中。心为气源阴也，而阳寓于内。肾亏则不能上交于心，而清阳无自升，心虚则不能下摄乎肾，而浊阴无由而降，至升降失权。左目不能收含清气，而阳光散漫，神气不足，故见影。右目为浊气壅塞，而清阳又不能由左而至右，则神光为阴气遮埋无由外射，故时见花纹，此病之源也。盖水无火必湿，火无水必燥，如坎中无阳则是纯阴，离中无阴则是纯阳，阴阳不相交互，水火又何有生克乎。水不自升必藉火力，火惫而水不升矣；火不自降必仗水力，水亏而火不降矣。按诸古法，生病已水火两败，心肾俱虚，见影乃心不摄肾，肾不纳气，气不固精，精不化气所致，不必滋疑。其仰上俯下，凡物皆然，此何足异。远大近小者，即肾亏精弱之明征也，如人到中年精气就衰，视物必远观始觉明大，即此可以悟彼。早起舌生白胎，乃阳气太弱不能制阴，孤阴胜阳之故。譬如时当冬令，雪聚冰凝，一见春温便化成水，如春时无日，雪冰消化否耶？生病当子丑时阳气勃发，白苔岂不化为满口津液，何有舌唇干渴之症，有意视之则有，无意视之则无，此乃疑情使然也，血不养心，精不化气，心神不定，精神不振，必然之势也。

方用白芍　桂枝　龙骨　牡蛎　杭菊　干姜　茛胜子　茯神，煎服五六剂亦可，后多服五子仙方，俟病脱影收，再将前单作丸药吃。每早服药时，于静地焚香，双手拱碗向东，三呼日光主者，而后饮药。

外用兰香子　霜桑叶　白菊花，煎水熏洗两目。

余宏缙，两目昏暗不能认人，不红不肿，不痛不痒，只带黄色，自去岁已然,刻下更甚,祈方。

示用泽泻　茯苓　桂枝　白芍　净夏　干姜　附片　甘草,桂圆肉引,服二三剂。

后用熟地　甘杞　首乌　补骨脂　蒺藜　法夏　茯苓　军姜　川椒　丹皮　泽泻,为末,炼蜜为丸,白菊花煎水,空心送下。

陈明亮,目疾感寒复发。

方用桂枝　白芍　甘草　天麻　军姜　茯苓　防风　羌活,水煎服。

【注释】

[1] 日晡(bū):指申时,即下午3时至5时。古之记时有十二时辰,即子、丑、寅、卯、辰、巳、午、未、申、酉、戌、亥。每一时辰相当于今天的2个小时,子时相当于晚上11时至次日1时,丑时相当于1时至3时,以此类推。此外,又把子时称为夜半或午夜、子夜,丑时称鸡鸣,寅时称平旦,卯时称日出,辰时称食时,巳时称隅中,午时称日中,未时称日昳,申时称晡时或日晡所,酉时称日入,戌时称黄昏,亥时称人定等。这些时辰的命名与中国古代人民的生活习惯有关,比较符合黄河流域昼夜推移的特点。

[2] 陷翳:证名,出自《素问病机气宜保命集》卷下,属翳之一。多因肝风内热上干精明所致。因邪气自内而发,深沉凝滞,所以其翳顽固难退,故得名。治法应先轻宣疏散,然后辅助退翳之品。

[3] 坎离丸:坎、离为八卦名,八卦为乾、坤、巽、震、坎、离、艮、兑,用来推演世界时空各类事物关系,每一卦形代表一定的事物。乾代表天,坤代表地,巽代表风,震代表雷,坎代表水,离代表火,艮代表山,兑代表泽。取名坎离丸有滋阴壮阳之意。

[4] 甲木:指六腑中的胆。清·黄元御《四圣心源》卷一载:"五行之中,各有阴阳,阴生五脏,阳生六腑。肾为癸水,膀胱为壬水,心为丁火,小肠为丙火,肝为乙木,胆为甲木,肺为辛金,大肠为庚金。"

脏腑与天干、五行有配属关系:如与天干配属关系歌诀为"甲胆乙肝丙小肠,丁心戊胃己脾乡;庚是大肠辛属肺,壬系膀胱癸肾藏;三焦亦向壬中寄,包络同归入癸乡。"

脏腑	胆	肝	小肠	心	胃	脾	大肠	肺	三焦	心包
天干	甲	乙	丙	丁	戊	己	庚	辛	壬	癸
五行	木	木	火	火	土	土	金	金	水	水

[5] 瞽(gǔ):瞎眼。

[6] 心肾不交:心火不能下降于肾而独亢于上,肾水不能上聚于心而凝聚于下,心肾之间的生理功能失去协调,而表现为以失眠为主的心悸、怔忡、心烦、腰膝酸软,或见男子梦遗、女子梦交等病理变化,又称"水火不济"。

【讨论】

1. 医案中多处用军姜,亦有用炮姜、生姜者。军姜别称筠姜,是产自四川宜宾筠连县的干姜,属道地药材。

2. 陈明秀目疾案,一用"塘堰灌注"喻"以水救火"之理,说明阳盛之时宜肾水上运填补所耗,若肾水不能上达,则目、齿、耳悉受殃累;二用"蒸饭"喻"肾水上行"之理,说明肾水上行须借肾阳之力。又"日当阳令,阴气暗伏"故呈日轻热重之象。并阐明阳虚可致阳不能摄气,气不纳精,精不能生血,故致肾阳虚而气血虚弱之证。陈明赞拟用右归饮(熟地黄、山药、枸杞子、杜仲、山茱萸、炙甘草、肉桂、附片),乃温补肾阳之剂,师父另示方,用了五味、桂枝、军姜、甘杞、甘草、雄片、净夏、茯苓、白菊、橘皮、丽参、桂圆等,此为其师根据病人体质、当地气候特点和治疗经验用药。该案印证了在凡例中提及"近时却多阳弱之人",以"暖水温土舒肝,升阳降阴立论"之说。

3. 陈明亮陷翳案三则,属虚实夹杂,心经火热而肾阴阳俱虚,治先清心经火,而后补益。此案用"一十二剂",体现了守方的思想。首诊病情较重,二诊反映"遵服多剂,减而未愈",三诊为"目疾感寒而复发",说明其记载真实,从"复发"两字反映出前面两次治疗有效。

4. 陈光党目疾案,体现了整体调治的思想,先服坎离丸,接服观音红锦汤,外用洗眼光,接服杞菊地黄汤,守方服十剂,或倍加分两为丸尤佳。陈明恩陷翳案,先服一方服数剂,平稳后杞菊地黄丸,续用药膳调理,兼用外洗。这样,缓急结合,内外结合,防治结合,方可收效。今时之人,希望药到病除,殊不知病来如山倒,病去如抽丝,加之临床多久病,虚实夹杂,需用多种治疗手段,需待时日调整。

5. 陈月秀目疾案两则,陈月秀系陈明赞之长女,目疾系因阴阳俱虚,水火两败,风寒郁遏足厥阴、手太阴,道长指出"庸医不谙此理,谬指为热,则用寒凉等药抑遏肝火,疼痛异常,或云虚者亦非,轻则缠绵不愈,重则丧目失明,小小弱女,医成废人"等鉴别要点,先用解表后用补益,加以猪肝汤药膳外用洗液,续用五子仙方善后。从本书陈月秀前后诊疗情况看,其目疾应已治愈。另在本书之怔忡门、麻木门均有医案记载,有"小小弱女""数十日月信未至"等言,印证其为少女,但该女体质虚弱,曾"旋患大喘,散补两穷""日夜烦躁不眠,十分危急",好在服用了道长处方后"数剂全愈",均说明道长用药疗效较好。

6. 谢诗召之子目疾案两则,左右眼均生白翳,一是分析该证为中土脾胃虚弱,肝木不升,胆木不降,升降失常,清阳下陷,浊阴上逆,治当扶阳抑阴,宣清闭浊。二是强调"天下未有内科不明,而独以眼科名家者",指出中医整体观之实质,研习中医者尤应注意,不可头痛医头,脚痛医脚。三是两则医案记载了诊疗过程,反映首诊"服药渐效",次诊综合应用了 9 种调治手段(① 先用一方服三剂七日忌油;② 后用猪肝开油;③ 续换一方服九剂;④ 后用杞菊地黄汤或作丸;⑤ 用桑皮养荣汤吞送;⑥ 每日用女贞子、羊矢子蜜蒸;⑦ 用五子仙方浓煎当茶吃;⑧ 外用方每日熏洗八九次;⑨ 或用拔云消翳散日点二三次),内服外用兼施提高疗效。

7. 李乐有母邓氏目疾案,传递信息量较大。一是说明为复诊;二是研判了预后"欲想复原,万万不能",说明其实事求是的态度;三是为师带徒的记载,要求陈明赞多看医书,《金匮要略》《伤寒论》《难经》《针灸大成》及《黄氏医书八种》,皆当参阅,但又不能"惑于陈说,拘泥古语,以致死于句下",同时说明道长是偶到陈明赞诊所指导;四是指出当时之人"多阳虚",这与同期之川渝两地的"火神派"契合;五是说明陈明赞等在准备刊刻本医案,道长表明了"抄阅无妨"的态度。

8.邓印绅目疾案,记载了心理分析及治疗方法,一是阐述"何有舌唇干渴之症",认为"有意视之则有,无意视之则无,此乃疑情使然也,血不养心,精不化气,心神不定,精神不振,必然之势也";二是"每早服药时,于静地焚香,双手拱碗向东,三呼日光主者,而后饮药",这是神药两解之法。

耳证门

陈明恩子理堂，耳痛、流脓。

方用当归　黄芪　甘草，服一剂，接服大补元煎一二剂。

外用胡豆叶挤水和冰片少许，先用红纸捻子[1]入耳扭干脓血，将药水滴入。

陈世纪母，患耳鸣。方用保元煎。

余昌炳，患头晕，耳鸣，怔忡[2]，筋惕肉瞤，口干喜热饮，手足心热，心中不时怯冷，动则汗出，遇有小劳即觉不支，小腹时或胀痛。

示云：病由气血虚弱，火衰阳衰，头晕血虚也。阳足则气运，阳盛则血行，气血皆喜温恶寒，火衰则水寒，寒则滞，滞必凝也。耳常鸣者血不纳气，气不运血也，怔忡者即不纳不运也。血不纳血中之气则气无根，气不运气中之血则气无源，血生于心，而气出于肾，心虚则不下摄夫肾，肾虚则不上交于心，此怔忡之所由作也。血不舒内，肉瞤者气不充外也，口干者火衰而不上蒸也。喜热饮，阳衰也，手足心热，阳衰阴极[3]也。怯冷，火衰水寒也。动则汗出，阳衰不固也。小劳不支，气血不充畅之故也。小腹时或胀痛者，又为水冷气郁，火衰土润也。

始用军姜　茯苓　丽参　牡蛎　龙骨　炙草，水煎服五六剂，效否另酌。

又用蛋茸汤：鹿茸三钱为细末，调鸡蛋和滚汤服。如烦热不寐，可用后方，鲜竹茹五钱、长灯心三钱，以水七碗煎取二碗半，分三次温服，服时加清油灯花[4]三粒为末调入。

余昌炳，再叩，遵服前方六剂，未获大效，接服蛋茸汤颇效，兹将病情再行细禀：病患头晕，隐隐作痛，脑鸣甚，耳鸣尤甚，声如风雨骤至，又不时如蝉大嘶一声，声震时筋即一惕，心日夜跳动，遇劳倍甚，筋骨不时疼痛，夜多小便，遇动即汗，口微渴喜热饮，再叩祈治。

方用桂枝　甘草　军姜　丽参　附片　半夏　黄芪　牡蛎　龙骨　桂圆肉,水煎多剂,茸蛋汤可多服久服。

【注释】

[1] 纸捻子:用纸搓在一起制成的呈线条状的东西,在中医外科学中为吸脓引流器具。作用:一是将药粉送达疮疡深处;二是作引流用,可使患处脓液畅流;三是防止疮口粘连,造成假性愈合;四是借以探测脓腔、窦道的深浅、曲折及其方位。

[2] 怔忡:为心悸的重症,多为器质性,常由久病体虚或心脏受损所致,无精神因素也可以发生,多持续心悸,日久不愈,不能自控,活动后加剧,病情较重,多属虚证,或虚中夹实。

[3] 阳衰阴极:阳虚到一定程度,不能化生阴液,而同时出现阴虚现象。

[4] 灯花:灯心余烬结成的花状物。

【讨论】

1. 陈明恩子之案中,将当归、黄芪、甘草合用可补血补气、润肠解毒、健脾益胃、提高机体免疫、改善体虚乏力等。但食用过多,容易上火,故仅服用一剂。外用纸捻子吸收脓液、去腐,再用胡豆叶捣烂取汁和冰片少许,共奏解毒生新之效。

2. 余昌炳案中患者气血虚弱,不能上荣头面,故头晕、耳鸣。脏腑气血运行不利,故筋肉跳动。"心主血脉""肾为气之根",血虚不得载气,气则无根,气虚不能行血,血行则不畅。口干喜热饮,手足心热,心中不时怯冷,动则汗出为阴盛阳衰表现。初用龙骨牡蛎汤平肝潜阳、重镇安神;丽参补脾益肺、大补元气、安神、生津;茯苓宁心安神,解毒,利关节,增强免疫力。用后收效甚微,但蛋茸汤入肝、肾经,对于补肾阳、强筋骨、益精血很有效。再次分析病情,该案病情阴阳俱虚,改用桂枝加龙骨牡蛎汤,龙骨、牡蛎潜镇摄纳,使阳能固摄,阴能内守,而达阴平阳秘,附子、桂圆肉回阳救逆,温补脾肾,散寒止痛;黄芪补气、止汗。全方共达调阴阳、和营卫、交通心肾的功效。

鼻证门

田道宽孙女秋元,病上下唇肿硬,鼻孔内外红肿不通。

示云:鼻属手太阴,口属足阳明,鼻窍[1]通肺而司五臭[2],口窍通脾而司五味,口鼻固各有专司,然必肺降而后气清,脾升而后浊降,至肺气不清,如雾露布结以致辛金不能克化瘀浊,则清肃之令不行而鼻病,脾阳不升而瘀浊壅塞,以至戊土寒逆不温,甲木因而不降,则相火炎上而口鼻肿痛,病源乃尔。

方用白芍　黄芩　元参　桔梗　贝母　柴胡　杏仁　五味。

【注释】

[1] 窍:人有五官九窍。五官指舌、鼻、口、目、耳。九窍分阳窍和阴窍,阳窍有七(眼二、耳二、鼻孔二和口),阴窍有二(前后二阴)。

[2] 五臭:指药物与食物的五种气味,即臊、焦、香、腥、腐,也称为五气。

【讨论】

案中患者上下唇肿胀变硬,鼻孔内外红肿不通。肺开窍于鼻而司五臭,脾开窍于口司五味,脾主升清,胃主降浊。肺主气,以降为和,通过肺的雾露布散之功,润养脏腑百骸,七窍神明。如外感六淫,或痰浊上犯等使肺的功能失常,"清肃之令不行,升降之机亦窒",导致鼻生疾患。胃属戊土,肝属木,生理情况下木制约戊土。脾阳不升而多病浊壅塞,以致戊土逆不温寒,亢旺之肝木乘戊土,致胃气衰败,土不伏火,炎上而口鼻肿痛。方用黄芩贝母汤取其清热散结之功效。

齿证门

陈明政,齿痛多日,医药无效。

示云:病由少阴受寒,虚火上蒸而牙关液竭,如用表清等药,如火加油,愈助其焰。

方用当归　黄芪　酒芍　黑姜　雄片　肉桂　净夏　陈皮　焦术　粉草　红茅草根,车前草引。

续禀云:政患齿痛,沐赐前方,连服三剂似未见效。

示云:病由经络受湿,虚木生风,阳悍阴弱,外强中干,叠试散品,表证清矣,吾故用前药,与证违逆,使风湿流动,好从实处下手。

刻宜用二陈汤、阳和丸兼服三剂后,服六味地黄汤,再服八味地黄丸,病必除根。

二陈汤　陈皮　净夏　茯苓　甘草。

阳和丸　军姜　麻黄　上桂,为末水糊丸。

陈光映,患牙痛,兼痒,兼有虫蛀。

方用白蒺藜　蜂房　白芷　川椒　陈艾　葱白　石膏　北细辛,陈醋煎汁噙漱[1]。

陈世享父,火牙作痛。

方用石膏　化石　甘草,水煎服。

陈世纪母冉,常患齿痛。

示云:此乃足阳明与足少阴风火为患。

方用朝脑　苏荷　川椒　明雄　滑石。

诸药共盛大碗内,用小磁碗覆盖,盐泥封固,粗糠火煨一炷香久取起,将升上之药刮下搽患处,内服知柏地黄汤。

陈春秀齿痛。

方用元参　黄芩　甘草　半夏　升麻　柴胡　桂枝　白芍,石膏引。

【注释】

[1] 煎汁噙漱：为治疗牙齿病的常用药物使用方法。

【讨论】

1. 陈明政案，初诊为少阴病，由于受寒冷，虚火上升而牙关液枯竭所致。如误用解表清热的药物，无异于火上浇油、雪上加霜，非但不取效反而会助其虚火更焰。方用四物附子汤加减温经散寒，合治血中受寒之圣药黑姜，黄芪、焦术补气益损。三剂后未见效。究其因为患者经络已有湿，虚木生风，阳强悍阴弱，外强中干，表证已清了，然用前药则与证候相悖，更方。用二陈汤除内阻痰湿，阳和丸为蜜丸，温经通络。再用六味、八味地黄丸滋阴补肾，补泻兼施，以补阴为主彻底治疗真阴亏损，虚火牙痛之证。

2. 陈光映案，为风冷牙痛虫蛀证。牙齿的钙质比较疏松，很容易被虫蛀，累及牙神经，痒痛难受。花椒有杀菌的作用，细辛止痛力强，配合白芷、石膏等同用，加上各药陈醋用水煎开，放凉，含漱数次，可消炎止痛。

3. 陈世享父案，石膏大寒，清热止痛效果佳。一般情况下，石膏与代赭石不适合相伍，"恐其寒侵下焦也"；但有时据辨证，亦主张必须相配使用。如本案"外感之热已入阳明之府"中，"不重用石膏则阳明大热不除，不重用赭石则上逆之冲气莫制"。

4. 中医认为，肾主骨，齿为骨之余，属足少阴肾经；足阳明胃经之脉入于上齿龈中，手阳明大肠经之脉入于下齿，故牙病与肾、胃、大肠等脏腑关系密切。陈世纪案，患者肾经、胃经两经火盛，宜内服知柏地黄汤外用擦牙散兼用清火泻热止痛。擦牙散炼药过程要封固，不能走气。

5. 普济消毒饮乃清热解毒、疏风散邪之药也。陈春秀案方中升麻为君药，散风邪，升发火郁，为清热解毒之良药。同柴胡用，引生发之气上行。黄芩、玄参配伍升麻，抵御风热疫毒上攻。石膏能带引其他药物直达病所而起向导作用，且清火作用显著。

喉证门

陈明秀,患喉痛,因八月食鸡,碎骨伤喉,延至十月吞食辄碍,诸药无效。

方用磁器碗贮水七两七钱,调红糖一两三钱,食盐七分露一宿结冰,次晨则食其冰,食至七日必愈。如刻间不能结冰,即饮其水亦可七日全愈。

黄思正,咽喉生一白子,若痰胶粘,吞口水挂痛,时消似无,服药数月不愈。

示云:咽喉乃阴阳升降之路,咽通六腑而属胃,喉通五脏而属肺,胃寒肺逆而滞塞不通,则病生白子而胶粘不化,久之则白化为黄而积臭不堪,相火平则病去,相火炎则病来,此说何也,盖相火炎则胃愈寒,胃愈寒则肺愈逆,逆则不升而上结于喉咙间也。

法用五味 杏仁 柴胡 桔梗 法夏 贝母 甘草 射干,生姜、紫苏引。

【讨论】

咽喉是阴阳升降之路,咽通六腑属胃,喉通五脏属肺。黄恩正案,患者胃寒肺逆而滞留堵塞不通,故生一个白子,似痰胶黏,吞咽疼痛。久之白子可变黄子,积臭不堪,相火平则病愈,相火炎病就来。因为相火炎则胃越来越冷,导致肺气上逆,逆而不上升就会结在喉咙间。用清咽汤加减,法半夏顺气化痰,桔梗宣肺解表,透邪外出,祛痰顺气,五味收敛以防疏散太过,杏仁降气润肠,贝母清化黏痰。全方共奏宣肺利咽之效。紫苏可做引经药,偏于开宣肺气、散风寒,生姜偏于发汗解表、温经散寒、除痰止咳,均同属辛温解表药证。

手病门

陈光喻,左手酸软。

示云:此乃气郁血凝,痰阻经隧兼受风邪,宜早治之,以免中风之患。

方用桂枝　台乌　姜黄　归身　秦艽　羌活　制南星　海桐皮,姜汁、竹沥为引,服数剂,继服右归丸加丽参、鹿茸以善其后。

【讨论】

本案患者为风寒痰湿瘀血,痹阻经络,治宜祛风散痰。秦艽为风中润药,与其他祛风通络药台乌药、羌活、制南星连用,加强祛风胜湿的功效。病在上肢加桂枝、当归平和之药,具有调理、养血作用。手臂痛甚,加姜黄、海桐皮疏经通络。竹沥味甘,苦,寒,入心、胃、肝、肺经,作引经药,意在取竹沥性滑流利之意。内服右归丸加丽参、鹿茸,温阳补肾,益气健脾以调理体质。

指痛门

陈明政母氏黄,右手大指痛难伸屈。

示云:病由阳败阴虚,足厥阴水枯,手少阴火惫,升降凝滞,气血不调,病源乃尔。

方用大熟地　归身　抽芪　枣仁　枣皮　红杞　伸筋草　秦艽　盒桂　雄片　虎胶　续断　潞党　白茯苓　杜仲　虫草,泡酒服。

外用老丝瓜瓢烧灰存性调酒服,每早将起时、每晚临卧时,令长子媳女含酒呼吸,吸后用生姜一大块酒煮热揉患处。

明政续禀,母大指患痛,前蒙赐方,未甚见效,或服原方或另用他药。

方用大箭芪　上桂　雄片　洋参　黑姜　枣仁　益母膏　补骨脂　虎胶　甘杞　焦术　桂枝　春虫草　老鹳花,水煎服可泡酒尤佳。

又示云:病关根本,常服乃效,间一服之,无怪方之不灵也。

【讨论】

1. 足厥阴肝经有疏利三焦、通调水道的作用。心属火脏,故心经病变多见热证。本案患者出现阳衰阴虚,足厥阴肝经水枯,手少阴心经火疲惫,升降凝固,气血不调。心经又循桡臂内侧入掌中,故而可见桡臂内侧后缘大拇指痛。用补益气血的十全大补汤加减,黄芪、潞党补气,当归、熟地黄、枸杞子补血,冬虫夏草补阴,杜仲、续断补阳,且能补肝肾、强筋骨。伸筋草、秦艽、续断疏经通络,雄片(白附片)具有回阳救逆、补火助阳、逐风寒湿邪的功效。

2. 丝瓜性平味甘,有通经络、行血脉、凉血解毒的功效。尤其是老丝瓜筋络贯穿,类似人体的经络。外用方药中,用老丝瓜瓢烧灰存性调酒服后令他人含酒呼吸,借助老丝瓜之气能导引人体经络通畅、气血通顺。生姜温经散寒,少量的酒有活血行气的作用,生姜和酒放在一起煮,外用有祛风湿、缓解疼痛的效果。

足病门

陈光昀,左脚软痛,行动维艰。

赞拟用白芍　甘草　雄片　龟甲　牛膝　桂枝尖,伸筋草引,服时饮酒二杯。

示云:此方尽可,宜加杜仲。

谭定河之子,左足生痰。

示云:内服防风通圣散数剂,外用铜绿、轻粉二味为末,和淡猪油捣如泥,摊白纸贴,适时一换。如不散,即照白膏药按法医治,当无不效,切忌手搔。

徐纯滨母氏徐,患足疾,虽盛暑不能离火。

示云:病由真阳不足,命门火惫,于是气弱血滞,气不能运血,血不能行气,气血不能自行运,而所以运行者,其阳乎。阳虚之证,知医者当一见了了。

先用桂枝　甲珠　泽兰,酒水各半煎服二剂。

接用桂枝　白芍　蜜芪　附片　虎胶　牛膝　洋参,水煎服,服后一二刻,饮酒二杯。

外用净鸡粪瓦器焙热,喷酒再焙,临卧时敷足上,用布包裹。

陈世暄,两足酸痛。

方用桂枝　白芍　甘草　雄片　焦术　补骨脂,姜枣为引,水煎服。

左彭氏,脚肿,心与手足午后发热,子时乃止。

遵服前方桂枝　白芍　雄片　黄芪　知母　甘草　防风　苡仁计五剂。祈再赐方。

方用槟榔　橘皮　吴萸　苏叶　桔梗　生姜　木瓜,用水三碗,慢火煎至碗半,再用水二碗煎至一碗,两次和匀,安放床畔,五更鸡鸣时服一次,早饭后服一次,此古人陈方,名鸡鸣散。

左彭氏足肿,遵服鸡鸣散二剂,病未增减。

示云:病由湿旺土郁,叠用数方均不奏效,实属于费手,今用白术、甘草以培土,麻黄、桂枝以通经,黄芪以行经络,知母、芍药以泄湿清风,防风、附子、乌头以驱湿寒,生姜以除风邪,寒湿既消,热痛必平,此《金匮》之陈法也,赞徒以为何如? 乌头去皮脐,切片蜜炒。

外用魁白芍四两,好酒半斤,煎至三两,临卧醉饮,覆被取汗。

【讨论】

1. 陈光昀案,方剂具有疏通经络、活血化瘀、温经散寒的作用,可以用于治疗骨关节疼痛外感风寒经脉拘急。桂枝温经散寒通络,白芍养血,牛膝活血通经、祛风湿,治疗下肢疼痛,伸筋草祛风散寒通络。龟甲本不宜与牛膝配伍,此处取其温阳散寒之义。

2. 谭定河之子案,内服表里双解剂防风通圣散,具有解表攻里、发汗达表、疏风退热之功效。外用铜绿散加减,铜绿祛腐敛疮,杀虫,吐风痰。

3. 肾有肾阴、肾阳,命门之火就是肾阳,又称元阳、真阳等,它是维持生命活动的动力源泉。命门火衰即肾阳虚衰,又称肾阳衰微、下元虚惫、真元下虚。徐纯滨母氏徐案中患者命门火衰,气弱血滞,气不能运血,血不能行气,气血不能正常运行,甚至盛暑不能离火。治疗时应补命门。甲珠穿透走窜之性无微不至,活血化瘀、软坚消瘀,凡血瘀血凝皆能开,寓补于攻,妙用无穷。泽兰加强血液循环。后又用方有加强温经散寒、养血通脉、活血通络止痛的作用。外用净鸡粪温热后,喷酒再焙后敷,能加强祛风散寒之功。方中白芍补血,桂枝解表,红枣、甘草、补骨脂是补气补阳药,雄片补阳,全方具有温经散寒、养血通脉作用。

4. 左彭氏案,有五心发热表现,用桂枝芍药知母汤主治,薏苡仁健脾、补肺、清热、利湿;防风发表祛风,除湿止痛。方中薏苡仁与防风共煎,可散风除湿。全方主治风热湿邪侵犯肢体经络,导致关节疼痛,伴有轻度发热,疼痛部位轻度肿胀。后用祛湿剂鸡鸣散,行气降浊,宣化寒湿。患者由于湿成土郁病，重复使用鸡鸣散不对证，故不奏效。用《金匮要略》中记载的方法：白术和甘草以培土，仍可用麻黄、桂枝通络，黄芪行络，知母、芍药以祛风除湿，防风、附子、乌头以祛湿寒，生姜以除风邪，寒湿可消失，热痛定会平。乌头的炮制方法要去皮脐，切片，焙干，蜜炒。

小便门

陈明景母氏谭,常患面肿,足浮,小便频数。

示云:阴虚阳浮,真精不固,肾气不摄,升降阻滞,病源乃尔。

方用洋参　杜仲　熟地　淮山　当归　净萸　甘杞　炙草　鹿胶　虎胶　桂枝　雄片　枣仁　黄芪　焦术　大枣,胡桃引,此方乃补元煎加增,服之当有效验,水煎数剂后作丸,长服尤佳。

陈扬之,小便频数。

示云:病由气血不足,水火相克,心血枯则不摄肾,肾气弱则不纳精,心肾不交,病之源也。水盛则土湿,火弱则水寒,润下有饮,炎上不足,病之所由作也。水寒者必需火以温,土湿者必借火以燥,火既见弱,则相火不升,君火不降,弱在火。斯盛在水,水愈盛而火愈炎矣。此火也非君非相,乃雷乃龙也。此病之蕴于中而见于外也。法宜引火归源[1],补心益肾,培土助火,斯为两得。

方用归身　枣仁　红杞　补骨脂　益智　黄芪　安桂　雄片　虎胶　尖参　熟地　金樱膏加炼蜜为丸。

外用茸蛋安营汤早晚常服有奇效。

陈光照母,病小解[2]频仍。

示云:小解频仍,非滑非浊,乃上气不摄下气,不固真阳,不升真阴,不降水,不能滋土,火不能克金,心血枯竭,肾气散溃,上不摄夫下,下不接于上,上下不交,元阳由是泄,真精由是息,命门真火由是大惫,所谓油干灯灭,难发光焰矣,至论生产多耗者,此亦俗医浅人之语,非高人真脉之论也。

太夫人患此证久矣,凡一切治水、分水、补阴之品谅必用周,而冬令乃水枯之时,专于治水补阴,反致助浪逆波,何也?以治水则水无止处,补阴即以生水也。观夫衄血常发,似阳旺火盛,须知阳非真阳,火非真火,此间辨得真确,即知前医所谓龙雷之火[3],借水为灾,以水助虐也。但太夫人年老精枯,碍难补助,须力补其土,使上能藏水,水能润土,水土相化,土自不燥,水亦能浸润止宿。土旺则饮食强矣,食强则精神振矣。然又不可力补其火,只略为吹炊可也,以火旺则金易化,金化易则木必枯,枯木多风,风动则水又漂扬矣,治水不反以助水哉。此所以久不宜力补也,然又不可竟置不补,只为灯添油,使命门真火不熄,久之自放光明。按此论治庶水火既济,他病不作,故病亦瘳矣。刻间只宜补心,固肾平水培土,肾固则土自厚,心强则土自归,源如堰塘宿水,不放则不出,不盈则不流,水自旺强,水旺则能救火,自是雷龙不得彰其威,荧炎不得肆其虐也,而病乌乎不愈,高明以为何如? 姑拟二方,以待斟酌。

红杞　益智　枣仁　丽参　姜炭　鹿胶　龙眼肉　大黄芪。

外用嫩血茸、真丽参等分为末,鸡蛋一个调烂,勿下锅,用红杞三五钱煎水调鸡蛋,和煎药末,早晚常用。鸡蛋勿过七日,如无味可加冰糖。

【注释】

[1] 引火归源:又名引火归元、引火归原。肾为先天之本,真阴真阳寓之于里。若真阴不足,则阳无以依附,虚阳外浮;若阴寒内盛,格阳于外,出现真寒假热现象,均可用引火归原之法治疗。

[2] 小解:此处指小便。

[3] 龙雷之火:肝火为雷火,因肝于后天八卦配震卦,震为雷;肾火为龙火,因肾为水脏,龙为水中之物。

【讨论】

1.陈明景母氏谭案,因气血亏虚,阴虚阳浮,真精不固,调节水液代谢失职,水液泛溢肌肤则见面肿、足肿,肾气不固,不能固摄小便,出现小便频数,小便当是清长而量多,以夜尿频多。治以大补气血,补肾助阳,利水消肿,方选大补元煎加减,加用鹿角胶、虎胶、桂枝、雄片以补肾助阳,黄芪、焦术补虚健脾以利水消肿。

2.小便门三案,皆以气血不足、肾气不固立论,以补益气血、补肾助阳、培土制水为其治法,但又有区别,需仔细鉴别。

大便门

陈世暄祖母谭,口干,咳嗽,大便燥结。

方用生地　熟地　枳壳　甘草　银花　黄连　火麻仁　酒军　郁李仁　大苁蓉,水煎服。

外用真荸荠粉九钱、真白蜜七钱拌匀。

另用淮山三钱　归身三钱　大枣三个,煎滚汤调服。

僧碧松,患肚腹鼓胀[1],两便不利,大便黑坚,业经两月医治无功。

师曰:鼓胀者中气虚败也,小便涩者土湿木陷也,大便坚黑者水旺土衰也。久而不痊,粗工未解何病,妄用归、地、硝、黄以滑肠寒胃,而土益湿则水淫,水益旺则木郁,所以既塞传送之路,复阻疏泄之令也。日后夜剧乃阴盛阳衰之候,实阳衰阴极之证也。老年羸体,积日过久,殊非易治。

姑拟用桂枝　白芍　甘草　茯苓　泽泻　半夏　麻仁　肉苁蓉　砂仁　军姜,虚弱加洋参,水煎服,服后半时可用真荸荠粉调真蜜服。

外用土茯苓　龟板　茵陈　军姜共研末,炒热新布包好熨腹上,外用手炉烘之。

【注释】

[1] 鼓胀:即臌胀,又称单腹蛊、臌、蜘蛛蛊,为临床常见病,多因肝病日久,肝脾肾功能失调,气滞、血瘀、水停于腹中所导致的以腹胀大如鼓,皮色苍黄,脉络暴露为主要临床表现的一种病证。历代医家对本病的防治十分重视,把它列为"风、痨、臌、膈"四大顽证之一,说明本病为临床重证,治疗较为困难。

【讨论】

1.陈世暄祖母谭案,因肺与大肠相表里,肺主宣发肃降功能异常,肺气不通,则腑气亦不通,大便则干结难解,燥与热合津液受损,大便干结益甚,故治疗以滋阴清热、润肠通便为主,方中采用生地黄、熟地黄滋阴,金银花、黄连清热,枳壳理气,大黄、火麻仁、郁李仁、肉苁蓉泻下通便,津液得布,大便得通,则咳嗽、口干自解。另外用真荸荠粉、真白蜜拌匀,当是做成栓剂塞肛门用。患者年龄较大,体虚不耐攻伐,故用怀山、归身、大枣煎滚汤调服,以补益气血固护正气。

2. 僧碧松案,为真虚假实证,患者患臌胀多时,正气亏虚,且经 2 个月治疗无效,当是医者见大便秘结以为实证,滥用攻下药,正气亏虚益甚,气虚推动调控无力,二便不利,水液输布运行不利则见臌胀。水不利则治吐,故治采用培土制水之法,以健脾利水为主,佐以润肠通便,方用五苓散加减,方中以桂枝、甘草、茯苓、泽泻以健脾利水,寒水者当以温药和之,用生姜、半夏苦温燥湿利水,脾为湿困,当以砂仁醒脾开胃化湿,火麻仁、肉苁蓉以润肠通便。患者病程日久气阴皆有耗损,故加西洋参益气养阴,固护正气。服后半小时用荸荠粉调真蜂蜜内服以加强通便之功。外用土茯苓、龟甲、茵陈、军姜共研末,炒热,新布包好熨腹上,外用手炉烘之,加强利水消肿之功。

腹痛门

陈光烈,患右偏近小腹处夜半疼痛,黎明时止,遂夜皆然,经月未愈。

师曰:病由命门火惫,元阳虚弱,而孤阴无制,遂得逞强,所以阳不纳阴于阳中,阴不涵阳于阴内,升降失职,荣卫失养,病所由作也。至不纳则阳中之阴无所制,不涵则阴中之阳无所长,所谓孤阴不能生阳也。阳起病愈,阳退病加,知医者当不言而喻矣。

方用正丽参　干姜　桂枝心　核桃肉　吴萸　净夏,极汗佛手柑为引,服二三剂再酌。

陈世茂,患腹痛多日,服药罔效。

示云:脾虚而受肝木之克,宜平肝补土,其疾自除,虽成痼亦可救治。

方用白蜜蒸真恒曲二钱,服三四日。

继用当归　吴萸　条参　莲米　淮山　桑寄生　桂枝　甘草　附片　麻黄根　史君肉　大枣　谷芽　糯米,炒黄连三钱为引。

谭定河妻陈氏,常患口干,腹痛,心疼,手揉则气走痛,兼患大便燥结。

方用当归　川芎　净夏　黄芩　芍药　粉葛　甘草,大枣、生姜引。

秦端贵妻黄氏,因丧子过恼,忽然心痛,头疼,其病甚剧。

方用桂枝　甘草　茯苓　军姜　砂仁　鳖甲(醋炙),水煎服。

陈世祧为妻余氏,心腹气痛,蒙赐方,病愈八九,已经月余,后拟用六君子汤加蜜芪、归身、砂仁、木香可否?

示云:此气郁过久,虚惫已极,补之其标更实,破之其病益虚,必如此论治,使正气渐旺,其病当除。

方用茯苓　军姜　桂枝　砂头　生甘草　鳖甲(醋炙)三钱。

陈明荣为妻康氏,心腹痛,不时举发,甚则晕死。

示云:今世妇女多患此症,如月信至时,腹痛而牵连心胸者,用丹

皮　丹参　干姜　桂枝　茯苓　甘草,不用引。若平时心腹痛剧欲死者用干姜　柴胡　鳖甲　桂枝　半夏　甘草　芍药　茯苓　川椒　附子,不用引,流水煎服。

【讨论】

1. 陈光烈案,每天夜半右侧近小腹处疼痛,黎明时止,此为命门火衰,火不暖土所致,治以补肾健脾,理气止痛,方用理中丸加减,方中用丽参、干姜、桂枝心、核桃肉、吴茱萸温肾健脾,佛手以理气止痛。

2. 陈世茂案,分析病机为脾虚肝旺所致,然则其后所出方剂以补益气血、温经散寒为主,判断此腹痛当为不荣则痛,血虚受寒兼有食积不化所致,方中用当归四逆加吴茱萸生姜汤加减,方中当归、条参、莲米、怀山药、甘草、大枣、糯米补益气血以补脾虚,吴茱萸、桑寄生、桂枝、附片以温里散寒止痛,使君子、谷芽消食和胃,炒黄连三钱为引以防食积化热。

3. 秦端贵妻黄氏案,病因丧子,气机郁滞,不通则痛,方用达郁汤治疗,方中桂枝达木,鳖甲消肝气积聚,甘草、茯苓,泄湿培土,脾土健则木达,砂仁行脾土之郁,干姜温中健运,中焦气机畅达,则气郁自解,诸症消除。

4. 陈世祧为妻余氏案,与秦端贵妻黄氏案病因相同,故异病同治,选用达郁汤加减治疗。

5. 陈明荣为妻康氏案,一病而出两方,病机不同。方一用于经期心腹痛,病机为气滞血瘀,方用桂枝茯苓丸加减。方二病机为水寒土湿、木气郁冲所致,方用柴胡桂枝鳖甲汤加减。

气痛门

赵福英,患气恸,四肢无力。

方用柴胡　鳖甲　法夏　白芍　桂枝　茯苓　甘草　干姜　花椒,感冒多加桂枝,虚加洋参。

陈世纪为室人余氏,常患头晕,气痛恶,寒口干。

方用气辣子树上(即吴茱萸树)菌焙干为末,甜酒调服。此味若办不齐,可用桑树上所生耳子焙干为末,茉莉花煎水调服。二方最妙,人皆可用,药室宜备办以济人,平时服当归　丁香　广皮　砂仁　上桂　吴萸,橘饼引。

【讨论】

1. 赵福英案,患者平素脾胃气虚,时极度悲哀,悲则气消,气机不畅,胃胆不畅则气血生化不足,脾主四肢肌肉,脾胃气虚则四肢乏力,治疗以温胃散寒为主,方选柴胡桂枝鳖甲汤加减。外感加用桂枝发汗解肌,内虚者加用西洋参补气养阴。

2. 陈世纪为室人余氏案,患者头晕当是以颠顶部位为甚,病机为肝胃虚寒、浊阴上逆所致,故采用吴茱萸为主药,散寒止痛、降逆止呕。桑木耳可凉血止血、活血散结,茉莉花理气止痛、辟秽开郁。二者合用对于气滞血瘀之头晕头痛有奇效。

痞满门

陈世梓,患胸膈痞满,累用消导健脾之品,均不见效。

示云:此病肾水枯竭,命门真火大惫,不能上蒸,故食物难化,此不得以胃脘停滞论也,但必自惜性命,绝房欲,节饮食,禁妄想自怒气,或者可庆再生。

方用真慈菇粉　真白蜜　红枣　甘杞　煎汤调服。又法,每日只宜两餐,食后寻平地仰头走一百五十步,低头走百五十步,勿太急勿太缓,以身出微汗为度。

【讨论】

陈世梓案,患者胸膈痞满,前医以为病位在脾胃,累用消导健脾之剂无效,当是命门火衰、火不暖土所致,治疗当以益火补土为主,治疗方式需饮食生活调养配合药物治疗,生活调养需惜性命,绝房欲,节饮食,禁妄想自怒气。

食滞门

陈明景,每食多不克化。

示云:此病乃足厥阴寒湿,胸膈不快,非食积也。

方用苍术　紫朴　广皮　桔梗　枳壳　良姜　草豆蔻　砂仁　炙草　法夏,依分三剂。后服香砂六君子汤加建曲、军姜、雄片暖胃补土,多服自愈。

【讨论】

陈明景案,方药主要选择平胃散加减,当是足太阴寒湿,香砂六君子亦是从脾胃论治。

泻证门

王堂为父久泻不止兼红白痢祈治。

示云:泻证有二,或溏或水泻,水泻者脾土之虚不能克化,溏者心肾之虚不能克制也。如生父之病先清后干,脾土虚也,而心肾不纳,气血不济,所谓金不克木,土不制水也,故兼痢,按古书以母病及子也。论治者宜以补心、补肾、健脾为主,使水火相济,则治得其本矣。病源如此,此方可自审。

弟子世纪为祖母谭,病食少气弱,日久未愈,饮食稍多则腹鸣作泻,时患头晕,提气不起。

师曰:病由阳衰中虚,土湿火惫也。食少者胃阴之不降,脾阳之不升也;气弱者即不降不升也;食多腹鸣者,阳受湿克,中气羸败也;作泻者脾阳与胃阴俱病,消磨失权也;头晕者,火惫于下,气虚于中,土湿水寒,阳不上蒸也;提气不起者食少不相继接也。法宜补脾燥土,盖土燥则脾自强,脾强则阳自足,阳足则火不惫而水不寒,自然胃降脾升,中强气达也,选拟一方商服可也。

丽参　附片　军姜　茯苓　桂枝　白术　净夏　炙甘草,煨姜引。

【讨论】

1. 王堂为父案,此病当是脾肾两虚的虚寒痢,白多而赤少,治以温补脾肾、收涩固脱,书中并未处方,拟以真人养脏汤合桃花汤加减。

2. 弟子世纪为祖母谭案,患者年事已高,且久病未愈,脾胃虚弱,治以健脾燥湿,方选用参苓术附汤加减,高丽参、附子、茯苓、白术健脾燥湿,干姜、炮姜以温脾阳,半夏降其逆气。

黄证门

陈麟秀,患面黄,目黄,心胃痛。

方用洋桂枝 白芍 茯苓 半夏 干姜 枳壳 大甘草 生姜,煎服。

【讨论】

陈麟秀案,患者面黄、目黄,当兼有小便黄、心悸气短、胃脘部隐隐作痛,辨证属于脾虚血亏的黄疸病,治以温脾和中、缓急止痛,方选桂枝加芍汤加减,加用枳壳、半夏梳理中焦气机之升降。

肿病门

张庶吉,患肿。

示云:此病胃脘积痛,面黄,口渴,通身发肿,乃脾虚伤食证。

方用紫朴　砂头　归身　炙草　广藿香　陈细茶,共为末,分作十包,每次先饮真麻油一匙,随将末药以滚汤调姜汁和服。

阅五日,病大减,又示云:此病已痼,气血所结,实由手足少阴不交,足厥阴血枯,虚木生火,手厥阴火愆,真阳不升。大小便不调,实由前医药饵误投之故。用药必须调其气血,培其根本,审其病源,节其饮食。若指为食积胃脘,概用克伐之药则误矣。

方用砂仁　炙草　鸡内金　川楝肉　榧子肉　红甘枸杞　当归　广藿香　真麝香　核桃　鱼子硫黄　牛膝,共为末,冷饭为丸,用归脾汤煎水送下,药完病愈,继服六君子汤健脾之品以善其后。

梁邑陈万选,病腹肿,心胀,不思饮食,气喘。

示云:病由肾水枯竭,不能上交于心,心血亡微,不能下摄夫肾,心肾不交以致血不附气,气不运血,所以脾阳不左升,而浊阴壅滞胃阴不右降,而清阳陷败,己土湿寒不温,阴霾之气布结不散,而甲木因之郁抑不畅,痞气凝结,邪气聚积致生诸证。病者务必坚心爱命,刻意保身,或有再生之庆。此刻只温水暖土,土暖则木不郁,水温则土不湿,病必渐瘥,不宜除胀消肿克伐生机,以速其死。

方用正丽参　干姜　茯神　净夏　白术　炙草,煨熟生姜、大陕枣引,水煎服时调真蜜半杯。

外用真蜜调荸荠粉,每次服时加砂仁末二三钱,日服三次。

万选遵服前方一剂,次日突患泄泻,红白相兼,甚积而稠,口渴饮冷,再恳赐方。

示云:仍服前方,其泄泻者,是寒湿之气与前误服药毒流泻而出,病必由此渐瘥。但久病患此,深恐气随泻脱,阳不能固,实为可忧,病势至此,将如之何,姑再强赐一方,于原单内加桃仁二钱、陈皮土炒一钱,再服二三剂,泻必转色。

　　如仍不止,接用嫩鹿茸五钱　生地三钱　黄芩二钱　附子三钱　干姜三钱　焦术八钱　炙草二钱　真丽参四钱　赤石脂三钱,捡料称准,煎服四五剂,或者可望再生。

【讨论】

　　1.张庶吉案,患者水肿当为阴水水肿,辨证为脾虚湿滞,治以健脾利水渗湿,方中厚朴、砂仁、藿香以醒脾运、燥脾湿,当归以补血养血。服药虽有缓解,然患者病程较久,气血受损,因此治疗上以补益气血、健脾消食为主,后期以六君子以善后。

　　2.梁邑陈万选案,患者病腹肿,为心肾不交、肺肾两虚所致,治以健脾益肾为主,方选四君子汤加减,加用干姜、炮姜温运脾阳,半夏燥湿健脾,外用葶苈粉入肺经以泻肺平喘。服药后,出现泻痢则是服药反应,然患者病久,恐气随泻脱,加用桃仁、陈皮以行气活血,即"行气则后重自除,调血则便脓自愈"。

呕吐门

陈明官母,呕吐,心烦,兼患头痛。

示云:病由气弱血枯,阳浮阴惫,兼之药多误投,耗败尤甚,脏气陷而胃气不纳,故危急至此,辗转反覆,下手实难。姑念尔父昀生平日救人心诚,勉赐一方,以慰其望。

方用法夏　黄芪　军姜　洋参　茯苓　枣仁,慈竹巅、活麻巅五节为引,浓煎,服时兑灯花五粒。

陈永堂,爱吐口水,实难禁止。

方用干姜　茯苓　桔梗　北味,不用引。

【讨论】

1. 陈明官母案,素体气血亏虚,且治疗失误,导致脏气衰微,《医宗必读·肾为先天本脾为后天本论》说"有胃气则生,无胃气则死",患者胃气衰败,治疗困难,念其丈夫善良,勉强赐方,所赐方中西洋参、黄芪、酸枣仁、茯苓健脾益气养血,法半夏、生姜和胃降逆止呕,药引慈竹巅、活麻巅为川渝地区民间草药。

2. 陈永堂案,脾胃素虚不能运化导致水饮内停为其病机,即《张氏医通》卷四:"盖脾为涎,脾虚不能约束津液,故涎沫自出。"治以健脾祛痰,药选茯苓健脾化痰,干姜、五味子温肺化饮,桔梗为舟楫之药载诸药上行,痰饮自化,吐涎液得止。

反胃门

杨贺氏,患反胃。

方用正丽参　茯苓　大半夏　干姜,用东方大河长流水[1]一桶,取贮大桑木盘中,依病人岁数,每岁筷子一双,手执筷子于盘,扬七佰三十七下,扬得满盘白泡,始取水入罐煎药,服时对真蜜七八钱。

廖子善女,年二十,患反胃,腹有癥瘕,坚硬如石。

示云:反胃与噎膈二而一者也,噎膈阳衰土湿,上下两窍皆闭,反胃亦是阳衰土湿下窍闭,而上窍不闭也。脾阳从穴上升,则下窍不闭,而水谷自然消化。胃阴从右穴下降,则上窍能开,饮食自能收纳,运化循环,周流无阻,故旧谷从下窍而出,新谷从上窍而入,其所以入则能纳,出则能送者,全在中气健旺耳。至于土湿阳亏,必致败损中气,中气既败,脾不升而下窍闭则病反胃,胃不降而上窍闭则成噎膈,此反胃与噎膈所以异而同也。噎膈病在甲乙[2],反胃病在戊土。戊土善消,必赖己土之受,而后有所消。己土善受,必资戊土之消,而后能再受。一受一消,正如口与喉也。口能受,喉能消,二者不可偏废也。衰在戊土,则能消而不能受,衰在己土,则能受而不能消。又如喉有病,口不能食;口有病,喉不能吞是也。阳含阴则胃降,阴含阳则脾升。胃阳上升而上窍开,故能受。脾阴下凝而下窍闭,故不消。上受而下不消,则能入不能出,所以成反胃也。反胃必伤气,气伤则血亦与之俱伤,血无气不行,气无血不运,伤气则血聚,伤血则气积,血聚为癥,气积为瘕。男子反胃,无癥瘕者有之。女子反胃,无癥瘕者断无有也。此《金匮》所以谓妇人宿有癥瘕,兹因反胃伤气血而发见也,先辈所以高人一等也。患此而外恶寒者,阴不内敛也;患此而内作热者,阳不外达也。施治者必使己土上升,戊土降,升则木荣而血不积,降则金顺而气不聚,中气健旺,而二病脱然也。

赞按,指示病源至详且悉,遵案拟方,祈政。

军姜　净夏　茯苓　桂枝　白芍　甘草　牡蛎粉,极汗佛手柑为引。

示云:芍不用,甘草重,余如本方加人参、白蜜引,加米,煎法仍如杨贺氏法,制方见前条。

又示云:如反胃止,可接用化坚丸 广陈皮 丹皮 甘草 杏仁 桃仁 桂枝 炼蜜滴水成珠和醋作丸,如枣子大,日三五丸,米汤送下。

外用穿山甲 筋余[3] 三棱 莪术 巴豆 黄连 鳖甲 归尾,用麻油净丹熬膏。后用肉桂 三七 山羊血 麝香 正丽参 阿魏 卤砂,细研入膏,和均略冷,倾入凉水钵中,浸三日,收入罐内,用狗皮摊贴,忌一切发物。此与化坚丸均古人陈法,近时知用者少。

【注释】

[1] 长流水:根据《寿世青编》的记载,长流水即千里水,但当取其流长而来远耳。不可泥于千里之外者,以取其来远通达。用以煎治手足四肢病及通利二便。指从远方流来的水,有别于泉水、井水,倾向于河水、江水。千里水味甘,性平,无毒,主治病后虚弱,并可荡涤肠胃的污秽物。

[2] 噎膈病在甲乙:噎膈病机主要与肝胆相关。

[3] 筋余:爪为筋之余,中药材将人体剪下的指甲洗净阴干,碾成细末,可为药用,称为筋退,味甘咸,性平,具有清热解毒、消炎、镇痛、化腐生肌、明目之功效。

【讨论】

1. 杨贺氏案,患者主诉反胃,然而症状和体征不详细,仅能从用药方面窥其病机,当属脾胃气虚导致,方选干姜人参半夏汤加减,加用茯苓健脾渗湿,采用甘澜水煎药,加强补脾和胃之功。

2. 廖子善女案,患者素有反胃,脾胃虚寒、胃失和降兼有瘀血阻滞,可见腹部癥瘕,坚硬如石,固定不移,治以健脾和胃降逆,兼活血化瘀消癥。

咳嗽门

陈光纯为室人谭,患干咳多年。

方用桂枝尖四钱　白芍六钱　大寸冬三钱　炙草二钱　大枣三钱　枇杷叶刷去毛蜜三钱　生姜四钱,水煎服。

陈世纪,病干咳,月余未愈,并患滑遗。

示云:咳症有二,宜辨虚实,由外感而咳,实也;由内伤而咳,虚也。而始由外感而咳,久而内伤病出,论治者不得专治其外而略于内;有内伤而咳兼有外感,论治者亦不得专治其内而忽于外,内外虚实所由辨也。辨之不精,活人者转而杀人也。

如生病实由感冒而致外感也,服参苏饮、桑菊饮皆轻散发表之品,服之宜效。所以不效者,外证既清,内症已出,此略于内之咎也。咳不息则气耗,气耗则神伤,神伤则精动,故精遗频。肺为元气之主,咳久则肺伤,肺伤则元气伤矣,故气不摄精,由肺脾以及于肾,故精滑。此病之由上而下也,遗精频数,精将竭矣。病在上而病之本又在下也,肾为元精之本,精滑则肾伤,肾伤则元精伤矣,故精不化气,由肾脾以及于肺,故干咳,此又病之自下而上也。肾精愈涸,肺气愈不足矣,精液不能上潮故带血,病在下而病之根仍在上也。

按此,尔病已入劳门矣,论者欲治上必先治下,欲治下必先治上,务使气能生精,精能化气,则得其本矣。眉疼痛实由中气不能上达,肺肾不交,心肾不纳故也。干咳无痰,肺中津液枯涸,流而入肾,肾气不能统摄,故滑遗,不能使津液上潮,故干咳,其梦与鬼交[1]。偏眠宜右不宜左者,精之偏竭也。总之皆真阴之败耳,真阴者以肾为主,是真阴之败已及于肾也。然津液者,真水也,津液不能上升,气不能化,火不能致也。无火不能生气,气之虚,先由火虚也。若徒为滋润,意以生津养液,实所以涸其源而益其病,以速其死。尔病此刻论标则在肺,论根则在肾,肺为气本,肾为气主,气虚由精虚而来也。尔之所恃以不恐者,精神尚能强支也,而不知乃真阳尚未败耳。目下气精俱虚已极,真阴亦大败,万一真阳外浮，肌肉陡削，恐强勉支持不去，深可幸者，平时无大亏损耳，然必细心调养，可以人力而夺天工。目前病在手少阴、足少阴、少阳、阳明等处，近时建中汤颇宜，酌加黄芪二钱、人乳炙一半，生用一半，又用五福饮兼服，补气自能生精，建气自可摄精，此治之得其本也。俺自二月中旬采药炼丹，未识尔病。至此昨非本境土司[2]奏闻，特偷问指示病源，勿谓俺之无情也。

再建中汤用毛米汤煎服，取其元气相接也。

食后寻宽地踩二十八宿，即念二十八宿，此俺养病之秘诀也，勿轻示人。

每黎明时吃清粥一盅，吃后低头而卧，使元气充流，血脉归经，此方凡老人患虚病者皆可用。

服建中汤数剂，加饴糖一两和服甚效，再叩。

示云：仅服建中，气虽建而精仍不能升，宜五福饮兼服，使精气运行，升降勿滞，痰乃豁动。

建中汤早服黄芪（四钱生用、乳蒸各半）　桂枝尖　炙甘草　酒白芍　陕枣　生姜　毛米汤煎饴糖一两，服五福饮。

晚服丽参　贡术　归身　熟地　炙草，姜枣引。

轮用二方，干咳渐减，惟眉痛仍未愈，再叩。

示云：眉骨疼痛实中气不上达，然气既不能达于此，则此处之血凝矣。近服建中汤虽是使气上升，第所升者甚微而凝血不易运行，犹如寒冬雪深水厚，偶出微阳碍难骤化，知此便知血之凝矣。生早起时下床勿睁眼，将脑向后壁上轻撞三下，使满头中血气鼓荡，自然不疼痛，此法甚妙，试之可也。

遵用果效，眉痛全愈，再叩云：近日遵服建中汤、五福饮早晚兼用，干咳渐减[3]，刻下仍用原方或另用他方。

目下当只服五福饮，用煨姜三钱、胡桃三枚去生姜。

陈氏干咳，自二月初一日起至四月初一日计经两月，每日夜半干咳较甚，自服建中汤渐减。接以建中、五福早晚互服咳减，后单用五福饮数剂全愈。初用丽参,继用洋参、黄芪煎汁炒,后用潞党,此愈后祈善后法,再叩。

示命服养元粉,山药　莲米　芡实　花椒。

外用糯米半升浸一宿,慢火炒黄,和前药共研细末,调白糖开水蒸服,接服七福饮全愈。

再陈氏,久患咳嗽,气喘,并病潮热。

方用广白合　黑芝麻　核桃肉　补骨脂(用淡盐水炒),四味研末用猪板油二斤煎,去渣后下红糖斤半和猪油慢火再煎数沸,始下药末搅匀,磁罐收贮。随时用开水调服,煎剂早服归脾汤,晚服阳八味[4]加甘杞、鹿胶,按照数方,久服无间,病无不除。

每日又用菜汁　藕汁　蔗汁　姜汁和煮阴米稀粥更佳。

陈明濂子,患咳,发烧,服散剂未愈。

方用潞党参　沙参　桂枝　白芍　甘草　黄芪　净夏　苦杏仁,生姜、干柿子为引。

谢启宇,因寒咳嗽,痰多且浓,心中畏寒,神气短少。

方用洋桂枝　雄片　白芍　甘草　净夏　茯苓　生黄芪　广陈皮　干姜,生姜、大枣引。

王均为嫂氏程,素病阳弱,近因风寒咳嗽不止,将十日矣,时作干呕,头痛自汗,饮食减少,精神疲倦,祈治。

示云:病由土湿火衰,阳不固卫,外感所以易入,咳嗽者邪入于表而裹于里,盖咳者有声无痰,嗽者有痰无声,经曰:六腑五脏皆病咳嗽,大率轻及重,由外及内也。如生嫂咳嗽不止者十日,其暴如是,是外感也,非内伤也。治法固当祛标邪,然素体善病,治法又不可忘本亏,其干呕头痛、自汗者,土湿则木郁不畅,火衰则水寒不温,外邪缠绵营卫,毛窍不固,汗证所由来也。且卫与肺合,卫伤肺伤矣,邪入卫窍,直透营穴,由营卫伤累肺管,则邪湿发为喉痒音嘶,皆所以为咳为嗽者也。咳家有喘壅,皆由防之不先也。故经言治咳者虽为逐条分晰,而所重唯三,三者何?清肺、补肾、健脾也,今医多不解此。

方用洋桂枝　军姜　炙草　白芍　当归　半夏　五味　生姜　大枣,水煎服,如汗甚、恶寒去姜加附,音重鼻塞加苦桔梗,倍半夏,痰咸吞酸加砂仁、吴萸,虚弱加参、芪、茯苓。

陈世亨,病弱,不时咳嗽,面色微带青色,现服五福饮,再服可否?

示云:此方稳妥,宜服无碍,但要真心爱命,坚意保养乃保旧疾不发,新病不作,否则勿谓吾方不效也。如遇外感患咳、头痛等证,则服黄芪建中汤。

王秋阳,去腊病弱,证见左胁疼痛,咳嗽、气喘,寒热间作及盗汗、自汗、泄泻等证,今春调治渐愈,但诸证俱未脱然。

方用黄芪　茯苓　净夏　白芍　甘草　丽参　军姜　雄片。

萧祖明妻金氏,久病症见咳嗽,心跳,不时作寒,心难,出汗,周身麻木,头首晕痛,五心烧。

方用洋参　桂枝　茯苓　净夏　龙骨　牡蛎　白芍　雄片　甘草。

受业明赞为小子春堂患咳,发烧吐乳,暂用理中和桂枝汤加净夏、茯苓,服二次吐止,而咳热不减,又添出汗多、目瞑等证,宜用何药?

方用军姜　净夏　北味　甘草,若见呴喘加陈皮、杏仁,如病久中气虚,急加丽参。

又示云:赞子春堂仍用前单,如呴喘不息加蜜芪,呕吐不止加焦术,刚视此孩骨相颇壮,额有贵丰,嘱我徒好为栽培,以固根基。如外证清平而痰仍多,汗不止,即用泽泻　茯苓　甘草　净夏　枣皮　丽参。

陈明秀,患发热,咳嗽,呕吐,求方。

示云:天行时症,名曰春温。

方用军姜 净夏 柴胡 细辛 桂枝 白芍 杏仁 甘草 生姜 桑叶三皮,紫苏七节为引。

【注释】

[1] 梦与鬼交:出自《妇人大全良方》卷六,即女子梦交。

[2] 土司:边远民族地区世袭官职,元朝始置。

[3] 此处原书残缺约 10 个字,据意补。

[4] 阳八味:《金匮要略》卷下"肾气丸"改为汤剂。

【讨论】

1. 陈光纯为室人谭案,患者干咳多年,久病气血皆亏,尤以肺气阴两虚,治疗以桂枝汤内调气血,加用麦冬滋阴润肺,枇杷叶化痰止咳。

2. 陈世纪案,患者干咳日久,久病及肾,导致肺肾不交、心肾不纳,则见滑精、遗精,早服建中汤补土生金,晚服五福饮补益气血以治五脏气血亏损,诸脏得补,气血得充,肾气自固,病情得缓。平素服用养元粉以培补正气。

3. 冉陈氏案,患者咳嗽、气喘,兼见潮热,为肺肾气阴两虚的表现,百合养肺阴,黑芝麻、核桃肉、补骨脂补肾纳气,四味研末后加红糖、猪油做成膏方,早以归脾汤送服补益气血,晚以阳八味加甘杞、鹿角胶送服,阳中求阴以养肾阴。同时佐以食疗加强疗效。

4. 陈明濂子案,患儿咳嗽、发热,方选桂枝汤发汗解肌、调和营卫,虑小儿体弱加用党参、黄芪等培补正气,沙参、杏仁、半夏清肺化痰止咳。

5. 谢启宇案,患者为阳虚外感导致的痰湿咳嗽,治以二陈汤加四逆汤、桂枝汤加减。

6. 王均为嫂氏程案,患者素体阳虚,偶感风寒而咳嗽不止,治法以清肺、补肾、健脾为主,方药选取桂枝汤为基础内调气血营卫,加用五味子敛肺止咳,半夏降逆止呕,当归补益气血。

7.陈世亨案,患者素体气血虚弱,现新增咳嗽一症,面色微带青色,为木火刑金,仍属内伤范畴,仍可服五福饮以补五脏气血亏损。若遇外感、头痛则需服黄芪建中汤。

痰证门

陈世纪,患痰多不活且不应声,卯辰吐痰特多,曾服补中益气汤加茯苓、净夏、北味,有微效而未全愈。

示云:中气不足,心气虚弱,不能化痰,而寒痰凝结,上逆于肺故咳,肺气虚损不能运化故痰不活而声不清响,现药稳妥可服,再数剂,不可一经当试即议更换,师命服药勿求速效,数剂后接服后方。

白芍　桂枝尖　净夏　黄芪　蜜甘草,煨姜引。

陈明觉,食后饮食不化,胸前膨胀微胀痛,腹中亦然,胸腹交界处时有隔碍不自在,背腰俱痛,以热物慰之稍减,精神闷倦,服药数月罔效。

示云:病由痰核胶粘,阻塞气道,着服葶苈散一二次,然后调治。葶苈六钱　白芥六钱　甘遂一钱五分,研细末,每服五分。

【讨论】

1.陈世纪案,患者晨起咳嗽痰多,为土虚不能生金化痰,肺气上逆则咳痰不爽,服药后有微效,效不更方,继服前药,数剂后土虚得补,则以益气化痰、敛肺止咳为主。

2.陈明觉案,辨病为支饮,辨证属于痰涎阻肺证,治以葶苈散,化痰止咳。

卷 下

虚证门

陈光照母氏李，久热不退。

示云：发热之证，宜辨阴阳。有阴中之阴，虚而发热者，所谓虚邪之至，害必归阴。有阴中之阳，虚而发热者，所谓阴虚之极，阳必凑之，是知发热者鲜不由阴虚而致也。然真阴所居以肾为主，肾虚不足则阴愈伤，故神疲气短，食少喜卧，是真阴不足于下，而假热飞越乎上也。而发热之证，又当精察其有火无火，火盛而发热者，果有热脉可据，不妨暂行清火。无火而发热者，恒无热证可凭，不可妄用清凉。如夏天人之病，明是阴虚生热，水不制火，故偶热偶息，不时而发，以前所用补中益气汤并温中、温胃饮之属，最为合宜，而热偏不退者何？盖老人元气衰败，肾水不能济火，真阴不能化气，药虽补益之品而所补者甚暂。所亏者已久，故所入不填所歉，所以不能取近功而获捷效。刻下论治，法当补阴，不可清火，以不足者专补其不足，不可以有余者而误伐其有余也，所以阴可补而火不可清，盖恐阳耗而阴愈薄耳。论治者慎勿以病为寻常而忽之也，盖阴虚者多由水亏，水亏者必忌寒凉，可不补水而反清火乎，治此者务必以静制动，以和养伤，使真阴安静得养，则血不妄动，气自归精，心肾交资，阴有补而阳亦无所亏矣。若脉动弱无力，细软乃肾阴不足，命门火微，是皆大衄之后，血精亏危，病根尤在此也。须知人老年衰，元气已大不足矣，服药当求缓效，勿求急功，法宜用大补元煎、右归饮加泽泻，出入互用，热必自退，此皆滋其化源，并非耗其化机，高明以为何如。

大补元煎：丽参　淮山　熟地　枣皮　杜仲　甘杞　炙草　归身，

于本方加芪、术。

右归饮:熟地黄　枣皮　淮山　甘杞　炙草　杜仲　上桂　天雄片,于本方加参、术。

陈光照母氏李,病畏寒或不时作热,食少气喘,善忘。

示云:按此老人之病,俺论医立方已数次矣,忆自发热,小便频数,俺曾主法一暴一寒验否未卜。总之年老精枯,日老一日即日衰一日,精神饮食更日惫一日,不惟真阴不济,即元阳已大不足矣,阳不纳于阴,阴不交于阳,则阳中之阳光由此昏,阴中之阴气由此息,所以时形脱象,喘急不时而作也。阴中之阳不能温其阴,阳中之阴不能润夫阳,两不相合而两相离,故气短神昏。阴阳不交泰,则心肾不交纳,故善忘嗜卧,此皆精不摄气,不固神,神不守舍,所由致也。俺今之论,是穷其源,阐其奥,非深知医者不可同日语也。命门真火不能上蒸则土易湿,湿易生寒,上寒则木郁,木郁者必赖阳光暴照而后畅茂,否则埂[1]抑,埂抑则风动云腾,一派阴湿之气,飞越于外,故时形寒冷,此阴阳两弱之证也。若孤阳不附阴,则又假热外泄也,木愈郁则土愈湿,土愈湿则土愈薄,故食物难化,是则中气之逆也。当用何品?

赞生斟酌,拟用补骨脂　洋参　当归　北味　炙草　雄片　上桂　红杞　鹿胶　枣仁　核桃,煨姜三片引,用柴灶心土澄水熬药。

示云:俺视此方颇有会心,当归、洋参能生心血,故添枣仁以助其功,上桂、雄片以温寒补土,故添灶心土以补益其土,盖上得温以生,则能敌木,木平则不郁,风由此息,寒由此除,斯为一举而两得,服后如中气仍逆,不妨再加黑姜一二钱,以冲开寒滞。如此论医于阴阳,两有所补,两无所伐,心肾渐有交纳之候矣,此正会心处,但业医者心不妨小,胆不妨大,确察得病为何证,病在何家,宜用何品,果审得确当,只管陡胆用去,不必二三其心。若证涉疑似,察辨不明,细观其色,审其气或阴盛阳弱,阳旺阴衰,姑用专一之品,或专于阴或专于阳,以数色试之,投而无反,则赶步用之,投而见逆,则掉换门头,此亦是医家要紧诀窍,不可不知。学医要学脉,脉必三诊而后有得,诊得某家脉不好,即询某家病势,不得专执脉以定病也。盖人生来脉各有不同,有素洪大者,有素细弱者,若执脉以定其病则左矣,此问病之绝不可忽也,诸证皆可类推,细心参考可也。

老人患病,调养之法万不可少,每天明时用极熟米煮清粥如羹,有燕更佳,无即鲜肉或淡菜同煮,天明时起坐,勿下床,随食一盅,食后仍蒙头卧三五刻,使元气充流即起,不可久卧,恐停滞也。晨早稍得饮食则起动,心亦不慌,此法甚善。无事闭眼搓掌,掌心大热或双手揉面或熨贴心胸,此亦能提阳扶阳,他人亦可代为,终不如自己亲事之能运化气血也。

问白丽参与正丽参性同否?

示云:白丽参与正丽参地异而性亦异,正丽参性柔而正,白丽参性刚而脆,然视假者迥殊矣。

陈光南,虚热上壅。

示云:病由中气不足,阳浮阴脱,肾水不能济命门之火[2],而假热得乘势而飞腾夫上,壅塞胸间,病之源也。法宜引火归源,燥土养胃,不得以清凉等药泻心热,而助火以薪,但年老力衰,不无可忧,姑赐一方,以救燃眉。

丽参 茯苓 炮姜 净夏 雄片,胡桃引,灶心土煎水澄清煎药。

外用真荸荠粉、真白蜜二味和匀,用大寸冬、红枣煎汤调服,日吃十余次,亦可以滋化源[3]而升中气,速办勿延。

陈明景为父,求丸药方。

示云:病无专治,只宜使弱近于强,虚近于实,补其不足,养其有余,使二气有调和,五行有生克,便是稳剂。如尊翁只宜培土养胃,使气血升降毫无阻滞,脉络运行毫无障蔽,则病自不生。然用药却不宜过多,多则性杂,杂则药与药逆,则无病而生其病,有病而添其病,今人用药以多取效,古人用药以少获功,古以药治病,不似今以病试药也,敬拟一方,藉抒夙慕,是否有当,尚祈钧裁。

方用丽参 半夏 补骨脂 虎胶 枣仁 黄芪 白茯苓 熟地黄 油桂 枣皮 红杞 归身 炙草 胡桃肉 正丽参,蜜丸,桂圆大枣汤送下。如遇痔疮发时，则用陈细茶槐子汤下。

谢大谓母氏左，病弱。

赐七绝一首

阐发幽光性独明，百年苦志为孤成。猿声啼断巫山月，邻家群犬吠花村。

方用归身　淮山　川芎　补骨脂　熟地　枣仁　贡术　老蔻　净萸　甘杞　黄芪　净夏　干姜　茯苓　沉香　炙草　虎胶　龟胶　上桂　化红　首乌　桂圆　巴戟，除地黄、桂圆另捣外，共为细末炼蜜为丸。

陈世亨为妻谢氏患病祈方（时陈焕训亦为其子陈继祈方）。

示云：全不开载病证，药将从何施用？即谓神无所不知，岂能知有病人之所以病也。冥[4]生察人功过，尚有冥册可考，患病亦有册可考耶，如此恶习殊属可鄙。俺果有神奇，能知人病瘳人病，何如俺替人患病，而使人人无病，方遂俺心，俺果能焉否也。

此数人均着赞徒详脉问证，出方施治。

受业明赞遵禀：世亨妻谢氏娠孕，每黎明时常患头痛头晕，心跳心虚，夜分口干，天明口苦，腰间与腹不时作痛，小便似乎不禁，兼患带证，拟方如左，祈为指政。

洋参　寸冬　北味　香附　蜜芪　归身　白芍　益智　杜仲　枣仁　炙草，煨姜　香元引。

示云：去前四味，加牡蛎、桂枝二味，香元易胡桃。又示云：此病元阳不足，当黎明正阳回之时，而诸证交作，盖以阴无阳助，不能收缩，故生诸证。下次主方将病势详载，立成医案，乃有心得。

陈明政母氏黄，前患诸症服药悉愈，刻下头常晕痛，四肢无力，食少心跳，大肉渐失，恳赐丸方。

方用嫩茸十二两五七　大熟地十六五一　真丽参十六三七　法半夏半升　大黄芪十二两七五　白茯神八两三一　焦贡术八两五三　生

军姜八两三一　制附子六两一七　净枣仁四合（猪心血炒）　真虎胶八两二三　炙甘草四两七七　南坪归十两一五　红甘杞八两七九,晒干为末,炼蜜为丸,梧桐子大,辰砂为衣,磁罐收贮,勿使走气[5]。日服三五钱,陈米大枣汤送下和药为丸,均避鸡犬,宜焚檀香口念"南无消灾解厄天尊"一千七百三十七声,赐方后因分两下,又注数目字眼,跪恳指示。

示云:此方名真君养荣汤,分两非凡人所能臆断,即俺亦不解其妙,每用此方或于大分中作抽或于小分中作抽,听其自择,分两要准。此方无人能作全料,分作三四料抽作可也,如鹿茸每两抽五钱七分,他味类推。

陈世纪祖母谭,两手不时疼痛。

示云:病由手厥阴与足少阴大愆,兼之气血枯滞不能运动,刻下风寒未尽,宜服九味羌活汤一二剂。此疾若不早治,后恐有半身不遂之患。

方用当归　羌活　焦术　茯苓　枣皮　枣仁　雄片　补骨脂　杜仲　砂仁　陈皮　肉桂　黑姜　淮膝,或泡酒,或炼蜜为丸,用淡盐汤送下。

程杨氏,病患右手作痛,右胁痛,右膝肿痛,大便滑泄,小水频数,不时大汗,干呕干渴,服药罔效,现有身孕。

示云:病由气分虚弱,血分亏损。所以致病之源,实由月内伤气受湿,积久成疾,病者又不善养,致令邪气乘衅而入,正弱邪强,故生诸病。始病在里,继由邪分牵引则见于表。论治者若见明病源,则先当治标,如用表散之品数剂,使邪分除清,后用补气补血之类,不过十数剂,当愈。乃不识病在何经,则用行气耗血之属,本源愈耗愈甚,邪愈入愈深,庸医犹不归咎于己,而又用辛温燥润之品,不知邪气未除而用诸品,更耗其本,涸其源,而助其恶。误字一害,曷忍胜言,始经诸药内攻,四门[6]紧闭,风邪无自而出,故发见肢体痛肿,胁旁积而成核,痛不可忍。刻下命门真火大愆,足厥阴、少阴真水枯涸,而手厥阴、手少阳虚火生烟,故作干呕干渴。水火既不相济,升降于此失权,故大便滑泄。气血大虚之后,精不能摄气,气又不能生精,神不能藏,火不归源,肾为藏气之主,气为生精固精之源，肾虚精枯，故小水不禁。总之论病之作，皆血气不足，以至而大汗之发，又由论治者之耗其气而来也。刻近阳气将脱，生机几绝，纵出盖世神医亦当束手庸将，归咎于医之不良哉，病有五损[7]，此妇之病，由上及下，五损全矣，而无败症，亦尚能灌溉，使有生发，乃大汗、泄滑、小便不禁，败症见矣，尚何可为？虽尚有一线阳光，安能争胜于月星哉。俺本不弄巧行险，见堂生代请心虔，故详示病源，兼指受误之害，但患此病者初起则先宜轻散，后宜温补，至于此败症叠见，则又不可执此以论治也。此刻理应纯补正气，使内备裕，如外贼不得而入即同谗亦将畏法而潜矣。法宜用右归丸重加参、芪、军姜之属，服数剂后另为筹策可也。

陈世纪祖母谭，中气虚弱。

方用丽参　茯苓　干姜　甘草　黄芪　焦术　桂圆，多服数剂，外用淡菜、胡椒、银鱼、莲米，炖猪肚常食。如厌肚气[8]则炖鲜肉亦可。

李乐本为女凤娇，患病月余，大肉消瘦，遵服建中汤，刻下通身作热，幸饮食稍增，夜亦能眠，或服原方或用赞所拟方。

洋参　焦术　茯苓　军姜　炙草　黄芪　枣仁　净夏，示云：黄氏用人乳炒，方内重加白芍、归身，服二三剂量，又看何如。

李乐本为女凤娇，患病甚危，求示。

示云：此女原非死症，由得病之始，庸工昏昏，一味克伐，毫无固本，遂至于此。本属外感而使成内伤，庸工之杀人何异教匪也。虽问数次，俺未赐方，盖有深意有存焉，今日作吐，咳极使然也，吐血肺热上燥也，此不必虑，但虚弱已极，欲求再生，恐难慰望，姑用理中汤加寸冬一钱、北味七分煎服。

陈明景，久病求方，症见下体发热，日晡尤甚，鸣痰成核，大便常结燥，惊悸，健忘，夜常多梦，两膝无力，饮食减少。

师曰：下身发热阳败也，日晡尤甚阴不敛也，此乃阳衰阴散，阳不含阴,阴不纳阳也。腹鸣中气虚也,阴无气不降,阳无气不升也,气虚则升降失常,阳不能摄,阴不能纳也。痰成核,气不运化,土湿不燥也。便结气虚不运,传送无力也。惊悸心虚也,健忘神摇也,多梦心神不足,精不藏也。膝无力气馁阳弱也,食少脾阳不纳也,食后喜卧,阴得所养,假阴胜阳也。总之皆阴阳两败,气虚土湿也。

方用丽参　光条　归身　红杞　补骨脂　杜仲　干姜　熟地　牛膝　净夏　炙草　茯神　枣仁,胡桃引,便燥加肉苁蓉。

又用桂枝　白芍　炙草　龙骨　牡蛎　净夏,姜引。

陈光南,久病心热,气微。

示云:人老年衰,气短神疲,久病如此,实堪忧危,姑赐一方,速服。

洋参　净夏　军姜　黄芪　枣仁　焦术　炙草,核桃引,服时加水竹油一匙,进一剂再叩。

示云:于原单内加家园牡丹皮二钱、淡竹叶二钱。

李乐一妻陈,久病不愈,前患心腹疼痛,更医罔效,接患咳嗽,潮热,汗雨时作,大肉消瘦,饮食减少,寒热间作,心常作难,后吸洋烟,痛证稍愈,余证如故。现服参附大剂,汗证、畏寒幸退,余证仍如故。刻下六脉洪数,潮热,心难,肉脱食少,面色青白,精神困倦,祈治。

师曰:始病心腹疼痛乃木克土也,脾土陷,胃上逆,皆由水寒火惫之故,粗工未解何证,则用消导顺气诸品,以助水浪,而土益湿则阳益衰,咳嗽、潮热所自来也,汗雨时作阳弱也,大肉消瘦肉脱也,五脱证也。饮食减少,脾阳胃阴失升降之权,而不纳不消也。寒热间作,阳衰阴极也。心难者风动波作,土受克制,无以为养也,吸洋烟而痛减者水得温,土喜燥也,不全愈者,烟力微弱,且木不茂畅,而土仍为所贼也。服参附大剂而汗止寒退者,阳回也。余证如故,药不及证也。六脉动洪数,潮热,心难不解,肉脱食少,面色青白,精神困倦,气虚血枯,阴阳不相互根而相争战也,危候也,险证也,按古法例在不治也。又云载病清晰,目次不紊,令受命者一见了然,不惟少用心思寻取病头,亦省却诸多笔墨。载笔含糊,医者之苦,局外人盖未之知也。

【注释】

[1] 埋(yīn):埋没。

[2] 命门之火:又称命火、真火、真阳、元阳、元气、先天之火等,指肾阳,是人体生命活动力的本元,是性功能和生殖能力的根本,能温养五脏六腑,对人体的生长、发育、衰老有密切关系。

[3] 滋化源:出自李东垣《脾胃论》清暑益气汤,方后注"补脾土,滋化源,使金水自能相生"。故谓肾为人体先天滋始之化源,脾为人体后天滋生之化源也。所以在治疗上,资化源就专指滋补脾肾而言了。

[4] 冥:迷信人称人死后进入的世界,冥界又称为"地府"。

[5] 走气:川渝习语,指密闭储器内气体外流。

[6] 四门:指中脘,天枢(双),关元四穴。

[7] 五损:又名五败证,指麻风毒邪侵及内脏的重症。

[8] 厌肚气:厌恶猪肚气味。

【讨论】

1. 研读医案若前后对比,定当有所收益。如陈光照母氏李案,前有阴虚发热、元气不足、脾胃不适、畏寒、久热不退等症,在其后的分析中有血虚、畏寒、心慌、盗汗、五心烦热、喘促、小便频数、善忘嗜卧、食少等症状,前后相参,更能理解其肾阴虚之证。

2. 陈光照母氏李案,一是指出病由"然真阴所居以肾为主,肾虚不足则阴愈伤,故神疲气短,食少喜卧,是真阴不足于下,而假热飞越乎上也"。服药当求缓效,勿求急功。二是阳中求阴,补阴的同时补阳而使补阴的效果更好。三是指出不应拘泥于古书,不可满于己见,应察其虚实、舌脉,虚证不可泻其火。四是以阴虚为主,但用药却为大补元煎、右归丸这一类补阳药,主要考虑阴阳互根互用。

3. 医案论及人老年衰,元气已大不足矣,即虚不受补,服药当求缓效,勿求急功,法宜用大补元煎、右归饮等,再根据患者年龄决定药物剂量。

4. 医案论及"白丽参与正丽参性同否",适当拓展了用药知识,系师带赞之案例,本书多处有这样的指导,习医者可仔细研读,定有收益。

5.陈光照母氏案二,提及"老人患病,调养之法万不可少",指导其饮食、晨起和平时养生之法。中医注重预防、治疗、养生的一体化,身心同调,习医者当谨记、博学而灵活应用。

6.谢大谓母氏左案,医者有感而发,遂赐七绝一首"阐发幽光性独明,百年苦志为孤成。猿声啼断巫山月,邻家群犬吠花村"。这反映医者的文学素养较高,其他医案也有所体现,值得中医人学习。

7.陈世亨为妻谢氏案,时有两人为其家属求医问药,载有"全不开载病证,药将从何施用? ……冥生察人功过,尚有冥册可考,患病亦有册可考耶,如此恶习殊属可鄙"。医者强调中医诊疗病证应四诊合参,应当引导患者详细告之病情,否则将有失偏颇。

8.程杨氏案中,论及该病之病因病机,系气血亏虚并外感邪气,邪盛正衰,本虚标实之证,急则治标,缓则治本,先用表散之品数剂使邪分除清,后用补气补血之类,不过十数剂当愈。

失血门

陈世纪室人余氏,逐月咳血。

示云:病由气郁痰凝,土湿胃寒,病之源也。古云缓治本,急治标,所服何药? 禀不知。清凉攻破非所宜也,润肺泻心亦无济也。皆不识此解会,何异援溺而击以石,救火而添以薪,如水益深,如火益热,不极不已也。此病只宜燥土和胃,使阳光直出,痰火随寒气四散,气行于上,血行乎下,负阴抱阳,填陷拯溺,扭逆成顺,当用何品? 禀求。

师指示:嘎嘎俺既来矣,自当设救,但病根已深,不能为汝凑①捷。先后姑拟二方,呈尔祖斟酌商服。

先用军姜 茯苓 柏叶 艾叶,白茅根引。

次用洋桂枝 军姜 茯苓 白芍 半夏 甘草 淮膝,如虚急当补益可加洋参。

陈世纪妻余氏,每月吐血一次,服前药病势大减,咳嗽全愈,刻间不时头痛、畏寒,或服原方或另用他药。

示云:前用二方,以咳血不止,服药难投,治标实以治本,后一方未用止血诸药,不过燥土降逆,温中和胃,血驱之下行,气提之上升,急治本,缓治标,似与病反然,实以治其源也。服十余剂,减而不愈,盖陷溺已深,亏损已多,所入不偿所出,安能以一怀②之土,遂填溪壑而为平地。不时头痛,实真阳不足,中气受滞于寒,痰不能上达,以致虚痛。辟如水浸树根,枝叶枯槁,其理一也。至不时作寒,实阳裹于阴,阴胜于阳,阳光不能照耀,而阴气隆密,故作寒也,此一说也。

或阴气密重之出没无常,而阳光偶一烂烁,阴气遂四散于外,而阳光忽熄,阴气复聚,辟如隆冬冰雪正厚,而日光乍现,冰雪消融,人忽觉其暖,日光忽收,冰雪仍凝结不消,人忽讶其冷,故作寒,此一说也。或气逆于中,阳中之阴受滞不降,阴中之阳受滞不升,迨[1]至两相迎接,遇敌而还奔花而散,故作寒。辟如水本下流,博湍而激,可使过颡[2]在山。

---

① 整理者注:应为奏。

② 整理者注:应为抔。

火本上炎,以注水相加相减,仄湿火不再作,此水胜于火,故作寒,此又一说也。至血从痰出,实逆气未散,血不下行,经络路塞,随气上涌,故带血。辟如注流水下行,而水泡随浪扑边,仍由洄水而上,悟此便知带血之故。

俺今论病取辟粗浅,赞徒细审,按脉出方,呈尊翁斟酌法治。受业明赞谨将恩师所示余氏病源捧读数回,扼要在中气受滞于寒痰,所以阴阳失升降之路,血不下行,实由中州气馁,传布无权所致,赞欲大健中气并补脾阳而涤饮,使胸膈宣畅,转运有权,经络路通,血不停蓄,气升血降,其病当愈。方拟如左,祈为指政。

嫩黄芪二两生熟各半　白术六钱人乳浸炒　军姜三钱　天雄片三钱淡盐水炒　牛膝三钱淡盐水炒　白芍三钱。

示云:可加桂枝三钱,以白茅根为引。

又示云:以黄芪建提中气,白术滋补脾阳,用诸药祛寒降逆,逐血下行,颇有领悟,可与言医,然亦稍有未见到处,何也? 脾阳当补,而中气却不宜升提,但使血归经络,寒气不结于中,痰逆涌塞于胸前,升降毫无阻隔,则气不必建而自然上蒸。若寒痰中逆尚凝结未化,而陡用建中大剂,则下降力弱,上升力强,气升之时能不冲涌痰血而倒行夫上,不但此也,痰血上涌不过仍行旧径,当中气冲关而过,寒逆不能随中气直出,不过退立四旁,况升提之气不比好人运行之气,自然不息,时刻流贯,万一药力不继,寒逆忽聚中关,仍然把持不通,则馀气自下为殃,上气下行,受硬于中,恐反增他病。人愈弱则寒逆痰血愈难散,药将受缚于病也,故只宜解散寒逆,分化痰血,不宜骤建中气。方中尚有宜去之药,子细酌审,当自有得,然系管见谬谈,未识有当高明之听否,大同酌商可也。

陈世纪顿首细禀纪妻余氏,于去夏患吐血证,旋患小产,产后数月,血证全愈,比十月初复发,将发前二日见恶寒、头痛、喘咳等证,如外感状,酉刻举发至子丑乃止,十一、十二两月皆如期如刻发作,比今正月初二日仍发,但比前差减耳。维时[3]纪已旋归,虔心叩恳,蒙赐二方。

处方用军姜　茯苓　艾叶　柏叶,连进数剂。

次方用桂枝　白芍　甘草　军姜　净夏　茯苓　牛膝　茅根须加洋参,续进多剂,比二月初畏寒、喘咳等证小发,速将正月所赐首方服一剂,立愈,吐血证亦未发,以为沉疴已瘳矣。至二月十五日,血证又作,倾吐如常,幸蒙设救,又荷再生,承命胞叔赞依案拟方,用理中汤合当归补血汤为剂,并用龟甲、鳖甲行瘀破滞为佐,叨蒙奖许,谓有会悟,连进二剂,颇平稳。

适纪祖缉庵归,以为此病系浊阴上逆,下元虚冷[4]阻滞,故不得遂下行之性,又诊得六脉平弱不数(批云:生机在此),为拟一方,以军姜、茯苓、净夏降逆,以牛膝、上桂、雄片温经导滞,以香附降香理气,又以洋参、蜜芪、归身、炙草调补。迭进三剂,未见大效,每日仍带零星之血(批云:恶露未尽)。

二十七日,畏寒、头痛、喘咳等证又似将发,仍用正月初旬所用首方,仍效。窃思此病每月一发,气随血尽,必无生理(批云:见得到说得出亦必然之势也),兼之刻下面色青白,容颜甚减,不为思患预防之计,次月又难保不发。细思浊阴上逆,必有所以上逆之由,血不下行,必有所以不得下行之故,其一月吐一次者,以一月所生之血盈满而溢也,然满则必溢,理有固然,何以不下行而上逆也(批云:到底是逆,不是顺)。其发时喘咳者乃浊阴上逼而然(批云:血岂欲上乃迫于不得已耳,此一句一定不易之论),其头痛者,想亦阴气借犯之故(批云:血虚血晕俱能致头痛),其畏寒者,想亦阳不胜阴之故(批云:庸工何曾有此见解),然何以用姜、附、上桂而不见效耶?于是有议下焦必有瘀塞(批云:不但此也),故血不得下行,拟用生韭汁和童便、与酒调百草霜服者,此法可用与否?(批云:此可用不可久),又有拟用八味地黄汤加牛膝、洋参者是否有当,诸祈明示。

示云:下焦瘀塞阻滞,血不得循下行之经(经者常也),而溯其源,则以太阴脾土之湿而不得阳明燥气以调之,所以寒湿盛而阳衰,阴盛而阳不制,则浊阴得肆虐上逼,而清阳欲含不能,欲敌无力,阴盛阳极,此之谓也。当一月将满血即下行而中路遇阻,激而复还,所以倾吐,直是故耳。病源以一言道破,便明明了了,正无俟长言复述也。生韭汁一方可用,八味不宜,如头痛不止,可捡择三四两大当归一支,用好酒一斤慢火煎至三碗,日服二三杯,头痛当止。尔祖所用姜苓之方与俺正月次方用意同,服均无验,可作罢论。

今拟用加味四物汤　熟地　白芍　归身　川芎　茯神　军姜　附片　吴萸　炙草　牛膝　桂枝　泽泻,于本方内加香附、竹茹、大枣、姜汁引,和童便服。

又拟用加味理中汤　洋参　焦术　军姜　炙草,于本方内加雄片三钱、竹茹三钱为引。

二方孰善均祈商裁,又拟于月信前四五日速服顺经汤三四剂。

方用当归　酒芍　茯神　粉丹　沙参　芥穗　淮膝　茜草　大熟地,服此如经顺血下有一二月不发,即用尔祖前拟丸药医治(前拟丸药乃十全大补汤加军姜、净夏、牛膝、雄片)。

谢殿选妻施氏,自同治庚午岁 [5] 七月中旬,因伤食,大便下血,久泻不止,服药罔效。

示云:血生于脾而藏于肝,脾阳旺则血得温暖之气充散流通,自寻其经,所以无下泄之病。至因食伤脾,败损营卫,脾土遂受制于肝木,肝木旺燥则风动不息,水随浪而生寒,土因浸而生湿,升上受阻,势不得不转而下泄,此便血之所由来也。法宜温土暖水,以回败阳,则疾自除。

方用洋桂枝　白术　甘草　附子　生地　阿胶　赤石脂　黄芩,灶心土引。

【注释】

[1] 迨(dài):及,等到。

[2] 颡(sǎng):额头。

[3] 维时:当时。

[4] 下元虚冷:肾的元阴元阳虚,命门之火不旺。

[5] 同治庚午岁:1870 年。

【讨论】

1. 陈世纪室人余氏案,患者"逐月咳血",诊疗过程较详细,诊疗时间长,先后载有 9 个处方,多处论及医理,还记载了各方服后的效果,值得习医者仔细研读。

2. 陈世纪室人余氏案，从辨证上看，患者有吐血证病史，由于心脾两虚而导致吐血证，因脾气虚不统血而导致流产，产后数月血证全愈。在同年十月初复发，复发前两日出现喘咳、头痛、畏寒等证，一直持续至第二年正月初二日有所减退。"以太阴脾土之湿而不得阳明燥气以调之，所以寒湿盛而阳衰，阴盛而阳不制，则浊阴得肆虐上逼，而清阳欲含不能，欲敌无力，阴盛阳极"。故此吐血证之证因脾虚湿盛，浊阴上逼，清阳不升，以致下焦瘀塞，血液不得下行，上逆而出，是为吐血。从用药上来看，处方均为归心、肝、脾、肾经的药物，主方均以散虚寒、温经理血药为主，用干姜、柏叶、艾叶、茯苓、桂枝、牛膝、吴茱萸、附子等，加味四物汤和加味理中汤结合以散寒止痛、去瘀血。

3. 陈世纪室人余氏案用疑问句"然何以用姜、附、上桂而不见效耶？""此法可用与否？"并用批注来回答，这种记载病案的方法颇具个人特色。

失声门

王堂,病口干,自去岁失声,时清时浊,逾年未愈。

示云:干与渴有辨,渴者火之形于上,干者精之涸于下也。生病火虚,故气不能上蒸,推其所以然者,心弱肾虚。盖肾者气之主也,肾不足则气不能升矣,故失声。譬诸树木岂有根枯而叶犹茂乎,论治者如能补心肾,使火焰于下,气自腾于上,则治得其本。乃辄用清凉之品,以耗其不足而并伐其有余,误之甚也。时清时浊者是清凉之性耗其肺,清者肺之余水也,性过而肺气竭,津液愈不上潮故浊。以此观之,清者无源之水也,浊者仍非津液之出于肾,实虚火之腾于上也。此法今书多未见到,生如再误服,后必声哑而后已。

方用法制大熟地黄 枣仁 净萸 补骨脂 北味 红杞 肉桂 军姜 炙草 桂圆,胡桃引。

堂遵服三剂,甚觉平妥,惟未稔[1]戢[2]分合宜否,时值夏令未稔姜、桂可久服否,此方应用若干剂,服后应继服何方或兼服丸药。

示云:生病宜服此方,以素有失血症,值此夏令,恐服姜桂更生他病,不知药性虽烈,无病人当有病,病受矧[3]分两甚轻,又有诸药相参,亦转刚而为柔矣,症宜此药,心偏二三,与症宜此药而服之反逆,皆方书所谓虚不受补也,恐生机减于此矣。俺只因症施方,遑问人心之宜与不宜乎,生如滋疑,请延请高明。

堂遵服数剂,忽患衄血,口干,小水黄,大便燥,祈示。

示云:论生病源,实系足三阴受亏,前已详示,今不必赘。论症实应服前方,刻近衄血,小水黄,大便燥,疑是药之为害乎?如生病果忌用此类药品,服一二剂后诸症应见,何以服八剂俱稳而后出病,此何故哉,明是虚火外浮兼略受寒而致也。如谓实火口干必思冷饮,虚火口干必思热饮,岂有火急而不饮以自救者,未之有也。生之口干实前之余殃未尽耳,岂药之不良哉!方书云,服药心戒疑,疑则万病生,如不信俺,请自另酌。姑拟一方,以待斟酌。

大熟地 洋参 嫩蜜芪 山药 当归 红杞 大苁蓉 大寸

冬　茯苓　焦术　炙草,生姜大枣引。

批云:俺用此方治标兼固本也,服一二剂,另议。

堂遵服二剂,口干、便燥诸症已愈,而声浊较甚,或受寒所致欤,再者水药应服若干剂,承指示后,自宜禀遵,但晋省程遥,煎药不便,且住省甚久,不能日服水药,非有丸药,尤多未便,恳示一丸药方,以便豫办。

示云:因口干便燥等症,故暂用前药,殊诸症愈,而声转浊,俺方内犹无大清润药品,仅服二剂而声较浊,生当愈信清凉之不相宜矣。刻间病已成痼,病根颇深,碍难骤除。

法用制熟地黄　结洋参　嫩黄芪　净枣仁　怀山药　西砂头　甘枸杞　真鹿胶　片桔梗　上安桂　南坪归　大寸冬　焦贡术　炙甘草　炮姜,胡桃引,用灶心土澄水煎服。若做丸药,即于本方内去洋参,重用丽参,加补骨脂、杜仲盐水炒、结白茯神共为细末,密炼为丸,早夜用保元煎送下,此乃阴阳两治,谅无不宜者。若感寒则勿吞此丸,寒转轻则桂枝汤,寒重用九味羌活汤、参苏饮,听其自便,伤暑可有滑石甘草汤。

沐恩堂,因失声、口干诸症叠蒙赐方,第三方约服八九剂,丸药亦已遵配,近数日间口干未发,声亦渐清,惟晨起声浊较甚,兼吐痰数口、色微黑,赴省不日启行,祈再示一水药方与丸药伴服,并恳详示宜忌与一切调摄之法。

示云:病源前已详示,今不复赘。口干未发是真火归源,虚火平息不得妄行之故。声失已将就愈,惟浊尚未减者何缘?生病根颇痼,非一二十剂药所能收功也。早起较甚者又何,此时系阴阳交会之候,而阳不济阴,阴胜于阳,故甚。吐浓痰者,肺仍未得所养故也,色黑者虚损已甚,心肾不纳,两不相济故也。忌用心过劳,伤神宜保养,凡一切生硬煎炒厚味最易败脾,燥火在所必忌,方宜用大补元煎,加桔梗理中汤,二方相换徐服,效缓见,不可求速过甚也。

大补元煎　用山药　熟地　杜仲　归身　枸杞　西枣皮　炙草　洋参,于本方内加桔梗一钱。

理中汤　用洋参　贡术　军姜　炙草。

堂服前丸甚效，后忽患干呕食少。

示云：脾胃虚寒故呕，土不建故食少，丸药尽可久服，刻用正丽参、焦军姜共为末，炼蜜成丸，用炮姜、桂圆煎水吞服。此丸与前丸早晚换服。

次年王堂失声病作，具禀求治。

示云：详阅求禀，知生旧病复作，服黄氏医方，血渐止而失声未全愈，遇感伤特甚等情，俺俱已详悉在案。《难经》谓肺主五声，是声之失，肺之病也。不知肺根于心，心摄夫肾，必肾水充足而后肾阳始得上交于心，心血饱满而后心神乃能下统夫肾，心肾相交则气由心肾而发于肺，肺收心肾精气，而藏守不泄，屏息于咽喉之下则为气，宣扬于唇舌之外则为声。人但知声失为肺病，而不知声失为气病也。人但知气藏于肺而不知气根于心、出于肾也，而气之所以为病，与声之所以失，必有共故，盖由于上湿不能化气，金润不能理气，声出于气，气运于神，不化则气塞，不理则气泄，气道壅滞而神不能独运，故声塞满浊，生体素弱，阴盛阳衰，而探其失声之由来，因失血过服寒凉药品，败损土气而致。此刻即宜温土养木，若再用清凉必至声哑血倾，无可救援而后已，今当信庚午俺言为不欺也。

姑用正丽参　干姜　桂圆　北味　生姜汁一匙兑服。

又方洋桂枝　茯苓　净夏　军姜　枣仁　胡桃　焦术　广桔梗杏仁，生姜引。

陈明赞子春堂，遵服神示春温药方，病虽轻减而咳嗽失音，半夜作热，通身出汗，目病不睁，口出白泡，舌常出唇，舌苔白，而兼黄方。

方用正丽参　白术　茯苓　净夏　干姜　炙草。

【注释】

[1] 稔(rěn)：一是指庄稼成熟，如丰稔、稔年；二是指年，谷一熟为年；三是指熟悉，习知之意，如稔知、稔熟。

[2] 戥（děng）：戥子叫"戥秤"。一种小秤，用来称贵重物品，如金银药品，最大计量单位是两，如戥头（戥子的分量）。

[3] 矧（shěn）：另外、况且、何况。

【讨论】

1. 王堂病案前有声哑、声音时清时浊、失声、衄血、口干、小便黄、大便燥、气短等症状，此乃肺气虚心肾不交兼外感风寒之证。主证失声是由于肾者气之主也，肾不足则气不能升矣；还可解释为下元虚冷，虚阳上浮。该病案对此进行了较详细的辨证论治。该案指出肾为气之主，肾不纳气，下元虚冷，虚火上浮，肺气衰竭导致失声，治不可专于表散，应清火补气。还指出"气虚者必兼补血，血虚者必兼补气"，气虚与血虚应并治。病机多相互影响，错综复杂。如气血不足，可致水火不济，续致木郁生风、土湿生寒，出现升降失常，肺、肾、心失养失调。

本案记叙了较详细的辨证论治。"口干未发是真火归源"，即肾阳归于肾精之中；"虚火平息不得妄行"，即肾中阴液充足不致阴虚火旺之现象。"晨起声浊较甚，兼吐痰数口、色微黑"，因早晨是阴阳相互转换之际，阳气不足以与阴气相互抗衡，所以使症状加重。"脾为生痰之源，肺为贮痰之器"，因前方未注重保护脾胃，导致脾胃失养，因脾为肺之母，母病及子，痰浊停于肺中，致使吐痰多。心火未下降到肾，肾水未上行到心，所以导致心肾不交。此病症忌思虑过甚，禁食肥甘厚味及生冷之品。故用大补元煎治阴盛格阳、真寒假热证，桔梗理中汤以温中阳。初见成效，后又出现干呕、食少等症状，疑滋补过盛损伤脾胃，导致脾胃虚寒，故脾运化失常，胃腐熟水谷功能下降。

2. 陈明赞子春堂案，病人"咳嗽失音"为气虚，"半夜作热，通身出汗"为阴虚盗汗，其中"口出白泡"，出现白色泡沫痰是脾虚的表现。总结来说，就是脾气虚导致，因此用四君子汤益气健脾，加半夏、生姜降逆止呕。

3.本门两个医案均由脾气虚而致,但用药不同。四君子与理中丸均用人参、白术、炙甘草以补益中气,仅一药之差,而功效迥异。四君子汤以人参为君,并配茯苓,重在益气健脾,主治脾胃气虚证;理中丸以干姜为君,重在温中祛寒,适用于中焦虚寒证。

不寐门

某姓妇某,月余烦躁不寐,祈方。

示云:民妇某,欲救方,暗遭谴,实堪伤,几次搜布囊,莫得好妙方,此病若不知改悔,区区岐黄焉能使安康,生等未识老仙意,反道老仙心不良,妙药岂能医阴谴,名方岂能驱灾殃。即赐方,不惟病不愈,而且滋毁谤,到底是生等见识浅,到底是老仙心不良,既知痛改,龛前跪香,从今以后,要斩断诡诈奸贪的心肠,孝敬和睦几项,休分你弱我强,不可再毁神教,急速遵行宣讲,果能如此做去,自能俾尔炽而昌,俾尔寿而臧,哈哈嘎嘎,童儿拈笔磨墨,待老仙随便施一方。

大当归　酒芍　黄芪　洋参　吴萸　怀山　鹿腿骨　蟹黄　乌梅　草果　鹿角霜　灯心,灯心、灶心上引。

老仙录方不治其病,专治其心,果能痛改,病自除根,休信地狱巫与道,说神说鬼闹家庭。

谢大纲,久病,刻下自汗,不眠,闻声心惊。

示云:病由阳败土湿,如不识证,误为阴亏而妄投归脾补心滋阴之剂,害不浅。心交于肾则神有主而不摇,心不交肾则神无主而易动,阳神不泄则安寝,阳神外泄则不寐,实由乙木上行,甲木下降,而胃土气惫,不能养木,遂使风生神荡魂摇所由作也。

方用洋桂枝　白芍　甘草　净夏　茯苓　牡蛎　附子　白龙骨,服时兑菜油灯花三粒。

陈明恩室人桑氏,不寐。

方有白茯神　净夏　广皮　枣皮　贡术　当归　枣仁盐水炒　骨怀山　鹿胶　丽参　牛黄　桑寄生　骨碎补　陈阴米炒黄,生姜、胡桃、桂圆、檀香为引,朱砂、辰砂同研调药服。用东方长流水、井水各半同煎服,时念开心神咒,默念"救苦天尊"[1]七声。煎药时燃香一炷。

谢诗鉴之妻陈氏,患心内烦燥,痞闷不眠,身上及胸胁痛,平时腹痛,经期不调。

示云:病由中气不足,升降阻滞,肾水下寒,心火上炎,遂使升降失常,清阳下陷不上,浊阴上逆不下,故生诸证。

方用正丽参 炙草 茯苓 干姜 白芍 陈皮,水煎服。

谢启宇母氏曹,身体微弱,食少,夜间发热,心烦不寐,四肢无力。

方用洋参 茯神 干姜 雄片 净夏 炙草,大枣、桂圆引。

【注释】

[1] 救苦天尊:全称太乙救苦天尊,又称寻声救苦天尊、青玄九阳上帝,为道教之东极青华大帝。

【讨论】

1. 某姓妇某案,描述患者想要治好病,却不信医生的话语,病加重,反而怪罪于医。其文中的"神教""龛前跪香"体现了当时人民的迷信,而"休信地狱巫与道,说神说鬼闹家庭",表达出世间本无鬼,只是因为有些人心怀鬼胎罢了。医案提示应身心同调,注意引导患者调整心态。

2. 谢大纲案,运用了阴阳五行相生相克的原理。心属火,肾属水,心火必须下降到肾,使肾水不寒,肾水必须上行于心,使心火不得过盛,才能心肾相交,水火既济,维持阴阳的平衡。

3. 医案以不寐为主证,兼有气滞、阴虚、肾虚等,还有心理因素。因此不寐一般不是单一脏腑的病变,而是多脏腑功能失调的综合病症,现代多用酸枣仁、首乌藤、合欢皮、百合等药物进行对证加减化裁治疗。

怔忡门

陈玉凤,患心跳,脚软,咳痰不豁,面容淡白,精神短少。

方用黄芪 雄片 桂枝 白芍 净夏 茯苓 龙骨 牡蛎 甘草,桂圆九枚、大枣七枚引。

陈绥母氏文,于去岁九月染病延至今岁,手足微肿,周身发热,眼昏头痛,右膀骨节疼痛,两膀寒冷,心内惊惧,夜卧不宁。

示云:病由心肾不交,神不交精,精不纳气,而探其受病之由,实由胆胃不降,胃气不随阳气转运则胆失壮气[1],壮气失而神不降,此惊惧、不寐所由作也。胃气不能随阳气转运,则胃土不下降,而脾土由是湿,至土湿不升,则水寒木枯。寒生于癸水,风起于乙木,风寒湿三邪流入三阳而蓄聚于三阴,内气不足,其病作于内,外邪偶感,其病发于外,此手足肿痛寒冷所由继作也。

法宜用桂枝 白芍 甘草 半夏 茯苓 龙骨 牡蛎 附子 防风。

谢大纲母张氏,病头晕,心战,足冷气痛,两足夜下转筋。

示云:病由土湿木郁,中气颓败,不能升降。

方用桂枝 白芍 半夏 茯苓 甘草 军姜 川椒 附子。

陈明珏妻康氏,患心跳,口干苦,手麻,小解频。

仍示云:病由木遏土陷,气血虚弱。

方用桂枝 白芍 茯苓 甘草 宅下[2] 干姜 附子 阿胶。

陈明赞女月秀,患口干口苦,行动心跳出汗气急,夜分自汗,五心发热,不思饮食,数十日月信未至,左耳灌脓,左足胯行走微痛。

方用黄芪建中汤加茯苓、饴糖引。

【注释】

[1] 壮气:胆主决断,即胆在精神意识思维活动中具有判断和做出决

定的作用。

[2] 宅下:中药泽泻的别名。

【讨论】

1. 本门对心悸的临床症状记载较详细,如心慌气短、自汗盗汗、五心烦热、头晕、惊恐不安、心跳异常、不能自主等。心悸是由于气阴两虚、心肾不交引起的。心悸的病机还有外感痰浊、瘀血、痰热等邪扰心神,本书并未详述。

2. 陈绶母氏文氏案,病因心肾不交,胃气不随阳气转运,肾水不温,下聚成寒,凝而生湿困脾,脾不运化而肝木不得水养,故水寒木枯。起病于内,外感风寒,病发表现于外,脾主四肢,故见手足肿痛寒冷继作。生病拖延较久,但正气未虚,仍以祛邪为主,兼补正气。胃气本降,若功能失调而影响到其他脏腑,则造成胆不能主决断,善惊易恐,以致夜间不眠。脾气本升,若胃气不降致脾气不升,则脾气不能将津液输送到各个脏腑,以致水饮停滞,水寒木枯。

3. 谢大纲母张氏案,病由土湿木郁,中气颓败,方用白芍柔肝缓急以减轻夜间两足转筋。

4. 陈明珏妻康氏案,患有心悸,表现为口干苦、小便频繁、手麻。病由肝郁脾虚,肝气郁而犯胆,胆汁上逆故见口干苦,心血失养致经络运行不畅故见手麻木,气虚则固摄作用不足导致小便频繁,且方中用药不仅桂枝、甘草之辛甘化心阳,还用血肉有情之品阿胶补阳。

5. 陈明赞女儿月秀案,从症状上看是肝郁化火、灼伤阴液,兼有脾肾两虚,但用方却为温中散寒、补气之剂黄芪建中汤加茯苓、饴糖,是"善补阴者,必于阴中求阳"。

6. 本门病案都有一个共同点,均为脾胃功能失调。脾胃为气血生化之源,脾受损所以气血生化无源,气血虚弱,则手足冷痛;脾为水饮痰湿之源,脾气不升,水湿无法运化,则手足骨节风湿疼痛。本门五例病案所用方药皆有桂枝、白芍、甘草、茯苓,可见作者治心悸多取桂枝、甘草辛甘化心阳,白芍、甘草酸甘化肝阴之意;茯苓利水渗湿,健脾安神,可见作者治疗心悸多注重水湿为病。本门病案虽都有心悸或怔忡,但其病机不同,或心肾不交,或肝火上扰,或长期脾胃功能失调导致正气不足。俗话说,一方水土养一方人,中医治病应因人、因地、因时制宜。

痹证门

陈光照,患周身忽然作痛,势类针刺,发无定处,叩方。

师曰:病由少时用力偶闪,至老年气血衰惫,筋络枯涩[1],不能充行无滞,偶有所阻则气滞不行,气不行则筋络不舒,故作痛,此定理也。治法当以补气、养血、舒筋为主。

先用洋桂枝尖　川甲　泽兰,用水一杯,酒二杯,同煎服十余剂。

后用人参　虎胶　经霜绿丝瓜瓤,为末,每夜兑酒服一钱三分。

外用葱白　莲须一把　生姜一两,捣烂炒热,大黄末五钱五分,朝脑三分和匀,布熨患处。

陈光照母,九旬有六,患筋骨疼痛。

方用丝瓜络　官桂　松毛　陈艾　臭草根　通花根　月月红根　防风,共捣如泥,酒炒热,敷患处,数次愈。

陈光熙,两臂两手久痛。

方用大熟地　蜜芪　老鹳花　春虫草　伸筋草　制南星　结茯苓　归身　防风　秦艽　虎胶　焦术　厚杜仲　军姜　桂枝　广皮　安桂　仙毛　续断　红甘杞　粉草　天雄,用酒五斤浸药,将罐口封好,用米壳火煨三日夜,然后窖净土内五日取出,每食频服。此刻照分两取一二剂浸服,日后泡酒等分倍加。

陈明滋,两腿软痛。

示云:病由气血虚弱,运行机滞。

方用天雄片　白芍　桂枝　牛膝　杜仲　甘草,酒水同煎。

陈光锦,患右手筋痛,兼两胁与骨不时胀痛。

方用潞党参　雄片　熟地　杜仲　补骨脂　核桃　黄芪　淮牛膝　甘草,伸筋草引,酒水同煎。

陈明玑,右腿骨痛,尾脊骨亦痛。

示云:病由气血虚枯,运达不继[2]。

方用天雄片 白芍 桂枝 牛膝 补骨脂 甘草,水煎服时对酒一盅,依分七剂,他方另酌。

遵训虔服,病减十分之三,再叩。

示云:木郁土湿[3],气血偏枯,仍用前方加杜仲二钱,再服三剂,用东方长流水煎服。

接用大甘草 茯苓 桂枝 干姜 附子 阿胶 虎胶,服法如前。

开邑文生王有祥为父廷发,手足麻木,动履维艰,四肢畏冷,间作寒热,心虚,祈治。

师曰:病因阳衰土湿,辛金不能克制乙木,戊土受湿于癸水,两手足麻木者,卫不和营不养卫[4]也,畏冷者阳虚生寒也,寒热间作者阴阳疑战也,心虚者即不和不养也,积日延久,病已成痼,治之殊难应手。

拟用洋桂枝 黄芪 附片 茯苓 军姜 牛膝 丽参 虎骨胶 生姜 陕枣 杜仲,煎服二十剂,应否另酌。

外用洋桂枝 白芍 军姜 茵陈 鳖甲共为末炒热,布包熨患处,以炭火烘烤,以热气透骨为度,二三次后药性过,另换,须五六换乃止。

王廷发再叩,自去冬病手足麻木不仁,不时畏寒,饮食减少,精神疲倦,历服温补罔效,近服赐方,麻木及畏寒诸证仍在,饮食略加,祈再施治。

方用桂枝 肉桂 附片 蜜芪 当归 军姜 茅术 杜仲 鹿茸 桑寄生 老鹳花 伸筋草,水煎服,约二十剂或三四十剂,依本方去桑寄生、老鹳花,加茯苓、法夏、制首乌,兑酒一杯温服,后加入桑寄生、老鹳花二味泡酒常服,必愈。

熊黄氏,病气喘,咳痰,胸结,头晕,周身麻木疼痛,遍体风丹[5],背有一幅冷如冰,遇寒即发,春发较甚,秋冬较平,祈治。

示云:病由足太阴痰结,足厥阴血虚,由产后未忌生冷,寒气入骨,此刻自宜理气和血。

方用净夏 茯苓 洋参 当归 军姜 桂枝 黄芪 广皮,水煎服四剂。

接用附片 军姜 桑枝,水煎露一夜,温服,宜久服。

后用正丽参 鹿茸 上桂 甘杞 军姜 附片 杜仲 补骨脂 焦术 归身 桑寄生 春虫草 半夏 黄芪 茯苓,共细末,炼蜜为丸,早晚空心服。

王有祥岳母谭黄氏,患右手膀麻痛。

示云:病由气虚血滞。

方用桂枝 白芍 甘草 半夏 军姜 黄芪 雄片 杜仲 生姜,水煎服。

【注释】

[1] 筋络枯涩:全身气血衰弱,不足以濡养经络。

[2] 气血虚枯,运达不继:气血虚枯即气血不足,会导致脏腑功能减退,引起早衰。气血不足属气血同病,气虚则血少,久病伤气耗血,而致气血双亏。气血亏虚导致气血运达不了全身,则会表现为形体失养、神疲乏力、气短懒言、面色淡白或萎黄、头晕目眩、唇甲色淡、心悸失眠、舌淡脉弱等症候,用气血双补的药物来治疗。陈明玑案用白芍、桂枝、牛膝、补骨脂等药物治疗,还可在归脾汤的基础上进行加减。

[3] 木郁土湿:肝胆郁结,脾湿有寒湿和湿热之分。

[4] 卫不和营不养卫:卫气是行于脉外而具有保护作用的气,营气是行于脉中而具有营养作用的气,两者都属于人体的营养物质,来源于脾胃运化所产生的水谷精微。营卫的相互协调是保证卫气发挥正常生理功能的前提条件,故"营卫之行,不失其常"。营卫不和一般指表证自汗之病理。表证自汗有两种情况:一是"卫弱营强",因卫外的阳气虚弱,

失去外固的能力,汗液自行溢出,临床表现为身不发热而时自汗出;二是"卫强营弱",因阳气郁于肌表,内迫营阴而汗自出,临床表现为时发热而自汗,不发热则无汗。

[5] 风丹:又称瘾疹。

【讨论】

1. 本门病案辨证论治较详细,如陈光照因少时用力偶闪留下病疾隐患,老时因机体衰老、经络枯涩,气机不能通行、阻滞筋络,故致疼痛。气血衰微触发病邪,先用桂枝温经通络,川甲治疗气滞疼痛,泽兰行活血化瘀、舒筋活络、强筋健骨止痛之用而缓解患者疼痛;气通则不痛,再用人参、丝瓜瓤起补气之功,虎胶强筋健骨、舒筋活络,从根本上解决筋络枯涩不通之病机,配合葱白、莲须、生姜、大黄、朝脑外用,加强舒筋活络之用。陈光锦,右手筋痛,并有两胁与骨不时胀痛;陈明玑,右腿骨痛,尾椎骨也痛。王廷发案指出该病病因为阳气衰弱,脾湿健运,心火亢盛,木火刑金,肺气被耗,肺金就会受到克制,则金不克木。脾阳依靠肾阳温养,才能发挥运化作用。脾为后天之本,肾为先天之本,相互资助,相互促进,先天温养后天,后天补养先天,脾肾两脏共同完成对水液的代谢。

2. 痹证是人体肌表、经络因感受风、寒、湿、热等邪引起的,表现为肢体关节及肌肉酸痛、麻木、屈伸不利等症状,以正气亏虚、肝肾不足为本,风寒湿邪痹阻关节、经络,久则化痰成瘀、伤筋蚀骨为标的慢性发作性疾病。主要病机是气血痹阻不通,筋脉关节失于濡养所致。

3. 本门医案用方多妙。如王廷发案,方中附子、桂枝、肉桂合用,这是云南著名中医学家吴佩衡"中药十大主帅"中的三味药。因其药性峻猛,故能治愈多种疑难杂症。附子为"回阳救逆第一药",主要用于阴盛格阳,风寒湿痹;桂枝又可发汗解肌,温经通脉;肉桂用于散寒止痛,引火归原。熊黄氏案用了"桂枝半夏汤",出自《医醇賸义》,主治伏饮。王有祥岳母谭黄氏案用了"桂枝附子汤",出自《伤寒论》,具有祛风温经、助阳化湿之功效。主治伤寒八九日,风湿相搏,身体疼烦,不能自转侧,不呕不渴,脉浮虚而涩者。方中桂枝散风寒,通经络,附子祛风除湿,温经散寒,二药相配,散风寒湿邪而止痹痛;生姜、大枣调和营卫,甘草补脾和中。五味合用,共奏祛风除湿、温经散寒之功。

麻木门

陈世亨妻谢氏,病带,手足麻木。

示云:病由气血不足,元气不升,中气逆结,不能上运,心弱于上,肾弱于下,所谓脏之受伤,穷于肾也,故月信无常。精不能统气,气不能摄精,心气不纳,必流而入肾,肾气不能统摄,则又何能上交于心乎,此带证之所由作也。血不足则不能流通于上下,气不足则不能充沛于四肢,故手足麻木,有其下无其上,阴阳其不相交矣,头晕心跳,神志不宁,此不待言也。俺正月所用何方也? 禀:记不清楚。按势察证,大半不外右归丸之属。

服后眼生红筋,反觉不宜,是岂药之不效耶,抑亦医之不良耶,此刻所服何品? 禀:不知也。按此刻病势,见识精高者必谓热入血海故月信迟少、五心烦热,料不外地骨皮散之类,浅陋者不知审详病势,则用药之善恶,俺亦难预料也。但氏病根夙伏,论治亦不易,当自筹调养之策。刻下如系服地骨皮散亦是要方,俺意欲用小建中汤为主,加保元汤与当归补血汤,以地骨散为辅,有当与否,高明斟酌? 或谓姜桂性燥者,是不知此能退大热之说也。俺将去矣,赞生于此等病性,当细意领略。

陈光熙,患左手麻木,左大指强直难屈,左足大指不时掣动,口中时有清水欲出,拟方呈政。

洋参三两　箭芪三两　白术三两　茯苓二两　炙草一两　军姜二两　雄片二两　净夏二两　桂枝三两　白芍二两,为末,炼为丸。

示云:炙草只用五钱,加入当归一两、甘杞三两,以助燥土固阳之功,则营卫滋润,经络活软,而筋骨便无缩挛麻木之病。如行路闪弱,不妨加杜仲、牛膝各一两。

陈明赞长女月秀,感寒,手足麻木强痛,伸缩维艰,发散病愈,旋患大喘,散补两穷。

道童示云:病急矣,可奈何,急灌溉,赖此药。

方用洋参 军姜 净夏 茯苓 枣仁 牛膝 核桃肉,极汗佛手柑为引,服时加竹沥,并加灯花三粒研细和服。

外用真荸荠粉 真白蜜 姜汁少许,滚汤调服,常服无间。

又示云:吾师务睡,不得贪尘,因赞友肫诚 [1] 感格,吾师特命一往,按月秀于腊尾 [2] 病,筋骨强痛,旋病气短,日夜烦躁不眠,十分危急,用茯苓四逆汤,加味理中地黄汤、黑锡丹。赞化休喘煎等剂俱不效,遵照前方下咽即能眠,数剂全愈,真仙方也。

【注释】

[1] 肫诚:诚挚。

[2] 腊尾:农历年末,在此指病的末期、尾期。

【讨论】

1. 陈世亨妻谢氏案,"脏之受伤,穷于肾也",肾为水火之宅,主一身阴阳。五脏六腑之阴,非肾阴不能滋养;五脏六腑之阳,非肾阳不能温煦。肾阴又称元阴、真阴、真水、命门之水,对人体阴液起滋润和濡养的作用,为人体阴液之本。肾阳又称元阳、真阳、真火、命门之火,对人体脏腑组织起温煦和推动的作用,为人体阳气之本。肾的阴虚或阳虚常可累及其他脏腑,其他脏腑的阴阳亏虚,日久可以累及肾阴、肾阳,导致肾阴、肾阳亏虚,即所谓"久病及肾"。

2. 陈光熙案,患左手麻木,左大指强直难屈,左足大指不时掣动,口中时有清水欲出,此乃中风。

3. 陈明赞长女月秀案,感寒,寒性凝滞而主痛,不通则痛,正如《素问·痹论》说:"痛者,寒气多也,有寒故痛也。"故见手足麻木强痛。寒性收引,故见伸缩维艰。茯苓四逆汤、加味理中地黄汤、黑锡丹等剂都有回阳救逆的功效,共治恶寒蜷卧、四肢厥逆、吐利腹痛、神衰欲寐、脉微欲绝的少阳病。但四逆汤功专回阳救逆,是治疗少阴病阴盛阳衰证的基础方。

4. 本门病案多以手足麻木为主症,兼有头晕、心跳等症,多因气血虚弱兼肾精亏损等,方以小建中汤为主,加保元汤与当归补血汤等对症治疗。

中风门

受业陈明赞敬禀。

恩师大人座下，敬禀者二伯父于三月中旬患两目视物为二，虔诚叩方，蒙示云：水亏火惫，宜补火温水，遵服二三剂，颇乎稳。二十日自觉右边面目口唇似不听用，廿一廿二俱如是，惟白日喜卧，饮食如常，廿三日伯父命赞诊视，六脉俱浮缓无力，小便常解，细禀。师前祈示。

师曰：右为气属，病患右者气不充沛，运流机阻也，舌软唇强似乎斜者，风之先兆也。经曰：风者外至也，病者内出也，外来者宜御外侮之缘，内伤宜培内本之根，不患有病，而患治病者之不知其病，审其病而论治其病。病有骤徐，其来也骤，吉凶可以立辨；其来也徐，忧乐不可预决。是在为人子者，曲意体贴，细心防察，而形色声容，饮食动履[1]，得其真，自不混乱于似。此病近在营卫，前药暂停。

急用嫩黄芪二两　桂枝尖九钱　魁白芍一两三钱　生姜五钱　陕枣十一枚　虎足骨八钱　淮牛膝四钱，水煎服。此成法也，妙在不用甘草，非后世医学所能臆测。

外用真丽参一两七钱　制附子八钱，煎药浓汁，日当茶吃。如见畏寒、筋强牵制等证，则将此药和入前药，同煎温服，亦可。俟证平复，后亦须服羌活愈风汤数剂，始接服前单，着即赶紧制服，日服一剂，夜半剂，暮年之病，不可大意荒忽。

陈光烈遵服前方，未便大效，羌活愈风汤不知出于何书。师曰：老人患此等证，非数剂奏效，即二三十剂得收全功亦是幸事，仍将前二方和服。羌活愈风汤乃后路药品，不服亦可，近时《医宗金鉴》真中风类，亦载有此单，余未奉师命，小道不敢率尔。

陈光烈，以夜不成眠，服归脾汤十余剂，再叩。

师曰：近服归脾汤的是稳剂，着再服一二贴，吾师当亲临一视。夜苦不眠，心肾不交，神不守也，食后思卧，阴得所助，假阴胜阳也。可用鲜竹茹七钱，长灯心五钱，水七杯煎至二杯半分，作三次服，服时兑菜油灯花三个。

昨夜小道禀问吾师,师曰:此证古人名曰类风,亦曰非风病,实无碍,嘱无过虑,但不能一刻就痊耳。竹茹一方,即服四五料无妨,一料分三次或早饭后服一次,临卧时服一次,夜半醒来服一次,此方功能清心安神,勿轻视也。服时可三呼"灵感救苦天尊"或为子者捧药代呼亦可。

五月一日,道长亲临,示云:患此病者宜分中外[2],病由中出无邪也,病由外至有邪也。如烈生病乃中虚所致,似乎无邪,而不知外邪即乘虚而入,然病由中出,则中病重外病轻,治中不及,遑计外乎。古书有云,左属血,右属气,此说虽近理,而不精确,又曰肥人多阴虚,此论亦穿凿而不尽然,观书其不为所迷乎。顷视烈生形容润泽,肉无恙也,右手足不仁不用乃血不能运气,浮肿难举又为气不运血之故。此刻治法宜专补正气,正固而邪自除,本固而标亦实,此又不可不预防也。俺以丹灶初暖,刻不能离,舍工一视,略论大旨,深知医者寻绪便当透彻,归脾汤尚可再服,着加防风、牛膝,重用黄芪去当归,检服二剂。俺令小徒并赞友守候,竹茹一汤亦可再服,应否听复。病机已转,不必过忧,免增他症,此属。

外用松针　臭草根　杉树根　陈艾　苏根叶,煎水洗肿处。

五月中旬再叩。

师曰:归脾汤服后平稳,便是效处,加补肾助火之品,即可以祛风除湿,多服数贴,亦自无妨。

后用附片　洋参　黄芪　白术　枸杞　杜仲　牛膝　虎胶　白茯神　枣仁　桂枝　白芍,菟胜子、桂圆肉引,或于归脾汤后进五福饮数帖,亦稳。以后竹茹只用五钱,灯心三钱,服法如前。

师嘱勿轻怒,怒则木郁者易生风,怒则气逆,气逆者血即滞,甚而至于心战神摇,皆足以增病。又嘱勿善疑,疑则无形生有形,幻境成真境也,甚或心志迷于乌有,妻儿侍奉皆有畏心,畏则思避,避更益怒,怒后旋悔,悔愈滋疑,衰年病此,其何堪此劳扰也。二者宜去,病易脱然,吾师至嘱。

五月下旬,又叩禀者,前奉。

师命禀复病情,刻下左手脉动平,尺脉稍弱,右手寸关尚好,惟命门独弱,中候若有若无,精神饮食与前无异,前患不寐,遵服竹茹汤数剂,晚上食粥二碗，颇能安眠，右手肿处已消十之八九，两足浮肿，遵洗十余次，肿仍未退。

现服师赐桂枝　上桂　蜜黄芪　甘杞　杜仲　附片　虎胶　焦术　炙草　洋参　牛膝　枣仁，已进三剂尚属平平，是以细晰禀知，恳祈转达内服外洗之药增减与否，专望详示。

师曰：服此药不添别症，洗药无效即作罢论，内药或加苡仁、半夏亦可。

外用黄芪　附子　茯苓　干姜　吴萸　肉桂　茵陈　生半夏各等分，共研细末焙热切破，遍搽两足。

陈光烈，遵服前汤及外用包熨法有效，能眠，能食，手足不时有汗，足膝亦渐强健，精神亦长，惟右边口仍歪斜，足肿未消，通身作痒，头亦作痒，或仍用前汤及包熨法，或以前药兼泡酒可否，或另主他方。

师曰：可仍用前方，去桂枝加干姜，此方补下元真火，如虚热上浮，必用竹茹汤清之，以此证下乃真寒，所以敢于助火添薪，上即有热，仍是假热，不妨以假药[3]应之也。口斜又为风邪乘隙外入，身痒乃湿气外出，阳虚不固之故。夜不食粥与点心而渐能眠者，阴阳交互也，能食者，脾胃土渐燥也，佳兆也。

陈光烈，周身奇痒，手搔则生小红子[4]。

示云：按身痒乃元阳虚愈，脾土湿弱不能克制外邪，吾师治此等证，必用补阳之属，现服药品非不宜也。

可外用白芷　白菊　陈艾　松针　黄土　慈竹根　巴盐　地肤子　穿山甲　花椒，煎水洗，又用生附子捣烂和上气热饭，包两足心，冷即易之。

【注释】

[1] 饮食动履：饮食起居。

[2] 中外：内伤和外邪致病。

[3] 假药：假热为阴虚，假药为补阴药。

[4] 小红子：方言，小的红色斑疹。

【讨论】

1. 本门以中风为主证,多因外感风邪,方用嫩黄芪、桂枝尖、魁白芍、生姜、陕枣、虎足骨(现已禁用)、准牛膝,学可旁通。中风系内伤积损,复因劳欲、饮食、情志或外邪等因素,导致脏腑阴阳失调,气血逆乱,上冲犯脑,脑脉痹阻或血溢脑脉之外所引起的,以猝然昏仆,不省人事,半身不遂,口眼㖞斜,语言不利,或不经昏仆而仅见半身不遂,口眼㖞斜为主症的一种病证。文中陈光烈当属气虚中风,故而重用黄芪补气。

2. 本证以气血两虚为主证,兼有浮肿,全身瘙痒,用羌活愈风汤、归脾汤等方药以治愈。医生嘱咐不要轻易动怒,以免加重病情。

汗证门

陈明景幼女,自汗盗汗,数月不愈。

方用洋参(乳炙) 黄芪(蜜) 茯苓 甘杞 干姜 枣仁 元参 广明参 枣皮 真恒曲,水煎服。

左洪绅,平时出汗,右耳溃脓,偶遇外感更甚。

示云:可服大补元煎加入六味回阳饮。

【讨论】

1. 陈明景幼女案,患儿心脾气阴两虚,故自汗、盗汗并见,治以益气固表敛汗,方药选取归脾汤加减治疗。

2. 左洪绅案,患者平素出汗,气阴两虚,加之右耳溃脓,脓为血败肉腐之产物,气血更加虚弱,加之外邪侵袭更伤人体正气,故治疗以补益气血、实卫固表为主,方用大补元煎及六味回阳饮加减。

肉颤门

陈明良,左边口角肉颤。

方用黄芪　桂枝　附子　军姜　白芍　甘草,外用臭草根和酒捣烂,漉去滓,饮酒二三杯,将滓揉患处一时许,多揉数次更佳。

【讨论】

陈明良案,中医认为血虚则生风,口角肉颤为动风的表现,故治疗以益气温经、和血通痹为主,方选黄芪桂枝五物汤加减。

疟病门

左艺圃，学师患三日疟[1]，经年未愈。

示云：疟之为病，状不一，名亦各殊。有先热后寒者名温疟[2]，有先寒后热者名寒疟[3]，有但热不寒者名瘅疟[4]，有但寒不热者名北疟，有旋寒旋热、乍寒乍热者名魔疟，有欲寒欲热、非热非寒者名虐疟。其病或日作或夜作，或日夜交作，时无一定，苦有百端，疟之变态不一，时之遁嬗无定也，然必权夫病者之素体如何耳，体强则作时速，体弱则作时迟，至久而不瘥，则为虚疟。

疟无论久暂，总之皆由邪入于里，裹于三阴，闭塞少阳之卫气，而少阳经在三阴之外、三阳之内，入于三阴，出于三阳者也。邪含阴内，邪即为阴助，阴原无抗阳之理，阳与阴争则病作，少阳胆经又属甲木，木旺则土衰，土受木克，卫气中阻壅塞下行之路，所以不纳饮食。幸素阳旺，故初病热多于寒，适至过久，阳不敌阴而馁败之虚阳，遂受侮于肆志之邪阴，故寒多于热，阳虚之验也。然阳气正，阳气则势必不甘屈于阴，而强与阴争，争不克胜而真阳遂不能升，元阳亦不能固，元气亦不能长存也。阳虚则不能摄阴，阳败则不能纳阴，阳气衰退则不能含阴精而化阴气，而浊阴遂逆行，不循互根之度，于是真阳为邪挠，肾阳为邪挫，元阳为邪夺，一派阴霾之气，布结当空，而天日之光无隙透照，阳气愈退，愈不能强与邪争，疟之所以间日而作也。疟症阴阳交战，阴盛阳衰，故作寒，阴退阳进故作热，其先寒后热者，固是疟家之常态，亦是阴强之确据，即为阳弱之明征也。

然何以寒时必饮滚汤而寒乃退，盖阴气柔，阳气则得滚汤以助阳力，阳刚气伸而阴柔受制故寒息。一得滚汤，腹即作热，便是阳回于内，旋即通身发热，便是阳暴于外，即是阳回。理宜自守，又何以必饮红糖冷水，而热始退，盖以阳虚无力，不能自鼓荡于内又不能自浮动于外，得滚汤些须热力，便勃然与起，充中流外，机不自禁，殊滚汤力薄，能发不能收，又只一气，阳气陡息而馁虚形，残阳无所归缩，蒸蒸不已，故必饮冷水而后阳气内敛，其热始息。譬如以火烧薪而欲得炭，炎已尽而不倾之以水，炭必化为灰。即此可悟，探其受病之由，因食冷汗泄，乘风而浴，风入汗孔,水闭寒邪去路,故成此病。但拖延日久,正气过伤,论治者若一味攻逐外邪,不使正气强旺,则本益虚而标益实,一味强旺正气,全不散遣外邪,则本即补而标仍固,是在治者之两全耳。总之疟出少阳脉动,必弦数、弦紧、弦迟,若久疟不见此等脉象,或沉而无力,细而少神,便是虚候,便阳弱,论治者当以扶纳真阳为主,兼逐外邪,自应得手,以阳旺则阴顺,阳强则邪去,阴阳交泰,自然体健神强,宿病脱然,他病不生矣。

方用真正丽参　白茯苓　雄片　干姜　甘草,浓煎于未发时服,服后仍发,再煎浓汁一碗,于作寒时热服。

又方真正丽参　干姜　桂圆　大枣,用东方无源水^[5]煎取汁一碗和生姜自然汁二酒杯放冷,于发热时冷服。

又用桂枝　白芍　柴胡　黄芩　净夏　人参　丹皮　桃仁　阿胶　干姜　葶苈　甘草　恒曲　茯苓　大黄五钱酒炒　鳖甲酒煮五钱制,为末,酒糊丸,空心服七丸,日三服。

某病疟。

方用全归　酒芍　黄芪　桂枝　麻仁　云苓　甘草　羌独活各二钱　川草乌各钱半,水竹叶、菊花叶为引。浓煎露一宿,于未发时、将发时饮酒一大盅,面东温服。

【注释】

[1] 三日疟:疟疾之一,指疟邪深入,元气大虚,以寒热三日一发,缠绵不愈,倦怠食减,面色白,脉虚弱,舌淡苔薄白等为常见症的疟疾。

[2] 温疟:为病证名,疟疾之一。《素问·疟论》:"此先伤于风,而后伤于寒,故先热而后寒也,亦以时作,名曰温疟。"

[3] 寒疟:为病证名,疟疾之一。《素问·疟论》:"夫寒者阴气也。风者阳气也。先伤于寒而后伤于风,故先寒而后热也。病以时作,名曰寒疟。"指寒邪内伏,秋凉而发者。

[4] 瘅疟:为病证名,疟疾之一。是指以但热甚而寒微,或但热而无寒,少气烦闷,手足热而欲呕,头痛,骨节烦痛,口渴引饮,舌红苔黄,脉弦数等为常见症的疟疾,见《症因脉治》。

[5] 无源水:潦水的别称,味甘性平。降注雨水为潦,宜煎调脾胃去湿热之药。

【讨论】

左艺圃案,论述八类疟疾,详细阐述其发病机制、治法及方药,疟疾病位主在少阳、半表半里之间,肝木旺而脾土衰,久则病及真阳,治疗需恶寒时热服以回阳,发热时冷服以敛阳气,病久则伤正气需扶纳真阳兼逐外邪,以丸药空腹服缓缓图之。

癫痫门

罗大喜，患羊癫风。

示云：此子前世伤生，今生病缠，姑念其苦，略示病源。刻下水火两败，肾气不纳，实脾虚之故也，姑拟二方，早晚间服。

明参二两　广皮六钱　建曲六钱　淮山一两二钱　砂仁一两二钱　军姜一两二钱　建莲一两二钱　芡实一两二钱，共为细末，红枣煎水调服，此早服方。

大熟地四两　红杞二两　杜仲一两　安桂五钱　雄片一两　补骨脂一两　核桃一两　龙骨五钱　牡蛎五钱　茯神一两　枣皮五钱，共为末，炼蜜为丸，开水送下，此晚服方。

【讨论】

癫痫与肾、肝、脾三脏关系最为密切。案中早服方是针对后天脾虚以健脾祛湿、化痰定痫，晚服方是针对肾虚以填精补肾、养心安神。茯神、枣皮（山茱萸）甘以缓急，宁心安神。

跌伤门

某跌伤。

方用上桂　雄片　鹿胶　虎胶　粉草,橘饼、盐姜引。

外用老丝瓜络一个、旧扫帚把七节烧炭存性,加丽参末三钱,每服一钱五分,酒调服。

又用草药名打不死(捣烂),童便熬服或用酒熬服亦可。

某又叩,目下跌伤处稍愈,惟右肩痛处于鸡鸣后痛甚,祈示。

示云:仍服前方。

陈明景为母谭,偶跌,求方。

示云:宜服桑姓跌伤主方,二剂接用。

桂枝　洋参　续断　然同　归身　杜仲　炙草,分两从轻用,服二剂再酌。

外用蓝田七磨酒和人乳敷患处,年老之人,若不即刻治愈,后必有变,恐筋促成坐瘫证,须知。

桑姓跌伤主方附录:竹七三钱七分　归尾二钱七分　红花七分　泽兰一钱七分　乳香七分　末药①七分　赤芍一钱七分　山楂三钱七分　建曲二钱七分　广香七分。

冉奇曙,跌仆,右腿受伤不能步履。

方用桂枝　泽兰酒炒　甲珠　洋参,水二杯,一杯煎服,服三剂。

后用桂枝　雄片　白芍　杜仲　虎胶　黄芪　洋参　炙草　老丝瓜络(烧存性为末和服)。

陈明璨母氏刘,跌伤后两腿辄患筋痛,经年未愈,夜分疼痛尤甚,时或两手疼痛,则腿痛稍减。平时患咳嗽多痰,跌后旧病如故,祈治。

师曰:病由跌伤起者,不得以筋骨疼痛麻木一例同观,盖跌伤则伤

---

① 整理者注:即没药。

在骨,筋附骨也,骨伤筋与俱伤矣,气血亦与俱伤矣,何也? 筋藏血中,气行筋内,大腿筋痛者,或筋郁而不舒,或筋错而未复,白昼阳升阴降,阳清也,清轻而上浮也,黑夜阴升阳降,阴浊也,浊重而下凝也,当其阴气下凝之时,筋郁则阻血道,筋错则塞气路,譬如河水下流而中遇石阻,水势逆折,折势倍于流势。夜痛甚者,视此可悟,上痛下减者,血气随筋脉运流不息,时而下时而上也。谚云:一脉不和,周身不遂,见到语也。平时咳嗽多痰乃土湿火衰之故,不关此病,跌后如故,岂以新病而减旧病乎。

姑先用洋桂枝　穿山甲(炒)　泽兰　洋参　伸筋草,酒水各半,煎服三四剂,应否另酌。

【讨论】

1. 对于跌伤后的治疗,中医常常采用活血散瘀、止痛、补益之法。伤科疾病多累及肝肾。肾为先天之本,元气之所存,主骨生髓;肝为刚脏,将军之官,主筋利关节,因而伤科多采取疏肝补肾为基础性用药。某跌伤案加入鹿角胶、虎骨胶(现已禁用),具有壮元阳、补气血、生精髓、暖筋骨的作用。肉桂属于补益药物,对由虚引起的肩部疼痛等慢性虚损性疾病,就可将补益药引至病灶所在。

2. 陈明景为母谭氏案,《仙授理伤续断秘方》有"便生气血,以接骨耳"的记载,指出了活血消肿、补益气血在伤科治疗中的重要临床意义。骨折后由于血脉受损,气血瘀滞局部,引起肿胀疼痛,故临床根据"瘀血不去,新血不生"理论,可采用活血、补血、行气之法。《血证论》有"损伤之症,专从血论"。心主血,在五体中应脉,故补血活血药多入心经,如伤科最常用的药对"乳香与没药"都入心经。清代《跌打秘方》中提道"腰用杜仲,下部用牛膝",杜仲作为肾经最常用的引经药,能将补益肝肾的药物作用引入肾经。跌伤病方药中多用桂枝,其柔嫩,芬芳清扬,可解表散寒、温通血脉,且善走上肢。上肢损伤多加入桂枝作为引经药。

3. 陈明璨母氏刘案中,患者筋痛为跌伤后出现,与一般的筋骨疼痛麻木不一样。外伤后筋骨俱伤,气血也损。因为筋藏血中,气行筋内,大腿抽筋疼痛者或筋气郁而不舒,或筋错位而没有恢复,白天阳升阴降,清轻浮于上,黑夜阴升阳降,阴浊低重而下凝聚。阴气凝结则阻碍血道,筋错则阻塞气路,就像河水下游而中途遇到石头阻塞,水势逆折。患者平时咳嗽多痰系因土湿火衰,故跌倒前后此病不会有什么变化。

痔疮门

桑滨南,患痔。

示云:病由手阳明风热,结毒而成痔,历久而毒愈深。但痔有五种状[1],亦不一,曰牝,曰肠,曰脉,曰牡,曰气,总之未破者曰痔,已破曰漏。

方用菰米二两　蒲荠粉四两　慈姑粉三两　苦丁香五钱　甘草五钱　高丽参二两　松罗茶二两(即松树寄生)共为细末,用真蜂糖调匀收贮,早晚开水调服,自能除根,多服尤妙。

继用大熟地　淮山　火麻仁　蜜玉竹　建莲米　真阿胶　白苓　黑荆芥,水煎服,服时吞槐米一钱,忌一切燥火之物。

又方,每大解后,用艾水温洗之。

外用苏合油一两　猩猩胆一钱　洋片五钱　槐花一两,共为细末,临用加千里光汁调匀涂抹患处,断无不愈。

陈世福,患痔兼粪后下血,痛不可忍。

方用大生地　茯苓　附子　干姜　白术　甘草,灶心土为引。

陈明景,患痔。

示云:痔有五种,未破曰痔,已破曰漏,患痔者多由热毒流而入阴,阴气虚弱,不能除毒化邪,发而为痔。

方用秦当归六钱　熟地六钱　淮山三钱　茯苓三钱　芥穗七分(不燥结者去之)　建莲米四钱　银花二钱　阿胶一钱　玉竹六钱　黄连七分(不燥者去之)　净蝉蜕三个　火麻仁一钱,水煎服,服时吞槐子钱许。

又用慈谷粉五钱　白蜜七钱　陈细茶煎水调服。

每于大解后用淘米水[2]洗洗后,用千里光火煨取汁,涂搽患处。

【注释】

[1] 痔有五种状:肛门痔五种类型,合称五痔。《备急千金要方》卷二十三:"夫五痔者,一曰牡痔,二曰牝痔,三曰脉痔,四曰肠痔,五曰血

痔。"西医学把痔分为内痔、外痔、混合痔三种,内痔分四度,外痔有静脉曲张性外痔、结缔组织性外痔、血栓性外痔、炎性外痔四种。

[2] 淘米水:外洗可起到清洁、清火、清除异味的功效。

【讨论】

1. 桑滨南案,患者由于风伤肠络,故本该以清热凉血祛风治疗。但是病已日久,故其组方具有药食同源的特性,在临床治疗的同时发挥药食同源的保健辅助作用。方中熟地黄滋阴养血、益肾填髓,茯苓可益脾安神、利水渗湿,山药入脾肺肾而补虚,新方诸药可养血滋阴、补脾益肾,与脾虚气陷型相近。外用润肠通便、苦寒止血药物治疗。

2. 陈世福案,因下焦寒湿而致痔疮,此时治疗也应以温化寒湿为主,用术附姜苓汤祛寒除湿。方用白术、茯苓健脾胜湿,合以干姜温中散寒。冷较剧加附子。大生地黄用于出血证。吴鞠通在《温病条辨》中说道:"湿久伤阳,痿弱不振,肢体麻痹,痔疮下血,术附姜苓汤主之。"术附姜苓汤是在理中汤的基础上,去守药之人参、甘草,加通药之附子、茯苓而成,由温补虚寒变为温化寒湿。

3. 不破者为痔,易治;破溃而出脓血,黄水浸淫,淋漓久不止者为漏,难痊。陈明景案中,患者素体脏腑阴虚,又感湿热邪毒,以致脏腑气血失调,络脉瘀阻而致痔疮。故治疗宜滋补肝肾,生津润燥,用六味地黄丸加减。用玉竹、阿胶加强滋阴生津效果,黄连、金银花、蝉蜕疏风清热,火麻仁润肠通便,槐子可凉血止血。

疮证门

谢殿选,自同治庚午岁,患咳嗽喘疾,时愈时发,至今未愈,又于本年壬申二月初旬左腮下患结核证,坚硬如石,不散不痛,服药罔效。

示云:咳嗽者肺胃之病也,至痰喘则病又由肺及肾也。一呼一吸,安静如常,上升下降,流通无阻,是以不咳,上转下顺,运行无滞,水暖土温,津液流润,是以无痰,无痰则不咳,不咳则不喘,病自不生。如生病由于胃土上逆,肺无下降之路,呼吸壅塞,故咳嗽,肺气不能清降则壅滞降道,不能化水,肾水不能温升,则瘀凝升道,不能化气故痰喘。而探其受病之源,则由于阳虚土败,己土生湿,不能润滑阳明之燥,庚金过燥,不能敌太阴之湿,此病之所由作也。盖阳主燥,阴主湿,阳燥则运,气血得温暖之气,自然流行。阴湿则滞,血气受寒冷之气,无端凝涩,至血凝不行,营卫必致郁阻不调,阴霾之气由散而聚,结而成寒,深则流入五脏,死可立待,浅则发于四肢尚可求生。此左腮之所以有结核也。前此服药多误,此刻必清药毒,然后治病。

方用白茯苓　干姜　半夏　陈皮　北细辛,生姜为引服四剂。

又用熟地黄　麻黄　鹿胶　上桂　白芥　甘草　炮姜水煎服。

外用紫荆皮　独活　白芷　赤芍　草乌　南星　上安桂　石菖蒲　干姜共为末分,葱煎水,调敷患处,忌贴膏药、开刀。如不急治或误服寒凉,色变紫乌现红筋,则难治矣。

张昌秀,周身患疮,数月不愈。

示云:内服十全大补汤。

外用香白芷　川椒　硫黄　野菊叶　麻柳叶煎水熏洗,洗后将滓子揉绒遍滋周身。

陈世纪母氏冉,项上患癣多年,痛痒异常。

方用紫苏叶　白芍　甘草　生地　丹皮,水煎服。

外用枯白矾　冰片　牛黄　乌梅　硼砂　雄精　花椒共为细末,搽。

王堂为幼女汝清求方。

女患头疮,初起二块如钱大,渐渐流黄水,二三日满头皆疮,时润时洁,弥月不愈,兼之两足缠带处黄水浸溢,皮肉腐溃。

示云:内服龙胆泻肝汤。

外用陈细茶、陈艾煎水洗洗。

后用枯矾　白蜡　铜绿　洋片　白芷　马桑叶　泥蜂窝[1]共为细末,湿处干敷,用鸡蛋油搽。

附录:夹纸膏　枯矾　铜绿　轻粉　扫粉　朝脑　洋片,各等分为末,用生猪油和捣如泥,摊薄油纸上,又用纸一层隔贴患者处,治一切足疮,灵妙异常。

陈世纪婶母康氏,突患鬓后疽。

示云:内服阳和汤或加二陈汤,如溃则服保元汤加芎归桂芪甘草之属。

外用上安桂　姜黄　羌活　尔没　白芷　干姜　紫荆皮　川乌　草乌　独活　毕拔　生南星共为末,分葱煎水调敷。

陈明秀子世荣,患疮。

示云:病由风虫搔痒,最累小孩。

方用嫩黄芪　甘草　粉葛,水煎服二三剂。

外用川花椒　枯矾　松萝茶(或以陈细茶代),煎汤洗患处。

后用铜绿　轻粉　白蜡　上片,等分为末。

又用泥蜂窝、马桑叶为末,将前药和匀,疮湿干敷,疮干调烛流油搽,自愈。

陈明赞,患鼻右肿痛,痛连龈上。

示云:小童奉师命到此与尊祖贺春。

纪世友揖请,师媳下世,师甚恸之,撼无香树可以返魂,吾师亦只作长饮声耳。嘱勿过恸,重增师虑,倘有以去不复临,议师无情者,师亦无辞,惜不知师之调停于中者,厚也。赞友病,由肺经血热熏蒸上浮,外感不正风寒,邪气凝郁不散,结而成火,发而为毒,急宜速治,不可稍延,否则成痔疔,在转盼间耳。

方用真正丽参　鲜桑皮　枇杷叶去毛蜜炒　黄连　甘草,分两不必太重,日夜须服二剂。

外用坚结好大黄、鱼子硫黄各等分研极细和匀,再研用古井水调敷,取水时勿令妇女见。

次日再叩。示云:再奉师命,示证、示方。

师曰:日昨恐势成肺刺[①],故用枇杷清肺汤,外敷颠倒散,盖所以清肺热而托里毒,旋减旋增,恐成疽疡,谨防溃脓,急用离宫锭子磨凉水敷患处,内药暂停。

又次日,汗雨淋漓,精神困顿,再叩。

示云:小道三奉师命为人间作法也。师曰:赞生刻下表里俱虚,气血两弱,不能攻散凝毒,目前当用温解之剂,更宜遵经云"发表不远热"之训和以通窍散以托毒,病当脱然。昨夜用离宫锭子者,盖欲截反唇疔之根也。凡外科初起肿痛,宜服凉药,却不可太过,过则毒凝为阴,治更反手,须知。

方用真正丽参　贡术　黄芪　当归　安桂　银花　干姜　天雄片　细辛　甘草　玉竹　淮山,水煎服。

外用回阳玉龙膏　上安桂　干姜　赤芍　南星　白芷　草乌。

兼用冲和膏　紫荆皮　独活　石菖蒲。

二方各等分研细末,分葱煎水调末久搅,敷上勿令干,时以原汁润之。

李吉尉,病左肩一大凹凸,散后不几日,肚脐间忽然气窜左胁,左足旋复,两足皆痛,全不听用,扶持难立。刻下胁气复窜归肚脐。七八日不大便,时痛时止,痛则汗流不止,形色顿变,祈治。

示云:古人名此证为溜走,想由疮气散漫之故,但未稔,近日病证奚似耳。姑用一方,应否听复。

洋桂枝　白芍　黄芪　茯苓　木瓜　牛膝　雄片　正丽参　生姜　鳖甲,水煎服。

---

① 整理者注:原著如此,存疑。

外用臭草根、乱头发、桐油煎热,将油漉净,布包数层于腹上,往下揉搽。

又用鸡屎于瓦器内焙热,喷酒再焙,包两足心。

【注释】

[1] 泥蜂窝:泥蜂用唾液与泥土混合成的坚硬的巢。

【讨论】

1. 张昌秀案数月不愈,久病必虚,内服用十全大补汤调理身体。外用清热解毒、杀虫止痒的方药煎水熏洗。川椒、硫黄、麻柳叶均有杀虫止痒之效。

2. 牡丹皮辛苦微寒,清热中有散血之功,生地黄甘寒多汁,凉中又具养阴之力。陈世纪母氏冉案中患者得癣多年,用二药相须合用,发挥协同作用以加强药力,提高疗效,使凉血而兼散瘀,清热又可宁络,并有一定的养阴之力。冰片与牛黄配伍以清热开窍,枯白矾、乌梅、硼砂、雄精、花椒解毒杀虫,燥湿止痒。

3. 王堂为幼女汝清案,女童患黄水疮,初发于头面、颈项等处,后蔓延不止,延及全身,用龙胆泻肝汤可清泻肝胆实火,清利肝经湿热。本病滋流黄水,可肌肤接触传染,故应注意皮肤的清洁卫生,尽量避免损伤。外搽敛疮药物。脓液多时,选用湿敷或外洗;脓液少时,用药物外搽;局部脓痂厚者,选用枯矾、白蜡、铜绿、洋片、白芷、马桑叶、泥蜂窝共为细末,鸡蛋油调匀外涂。轻粉有祛痰利水除湿、消肿拔毒生肌的作用。

4. 康氏鬓后疽案,内服阳和汤或加二陈汤。因脾为后天之本,主运化,为气血生化之源。如脾胃损伤,致脾气亏虚,运化失健,气血生化乏源,则致营血亏虚;脾不运化,不能化精而化水湿,水湿内停,聚而为痰,正气谓"脾为生痰之源"。脾虚日久,则伤中阳,中阳不振,阴寒内生,寒凝痰滞,加之营血本虚,可致寒痰痹阻于肌肉,而成疽。因血虚痰凝,则患处多漫肿无头,酸痛无热,皮色不变。故以此二方相合,温补营血,散寒除痰,健脾益气,通络止痛,则诸症自除。已溃内外治法,俱按痈疽溃疡门。外用药物中,独活、羌活、白芷、制川乌、制草乌等合用祛除肌肉的湿邪。痰湿客于肌肤肌肉,妨碍气血运行之外,常缠绵难愈。用乳香、没药、紫荆皮、安桂活血化瘀、消肿定痛。全方活血行瘀与祛风除湿并举。

5. 陈明秀子世荣案,黄芪是补气之药,还是传统疮药,有生肌作用,尤适用于"久败疮"。葛根可解肌退热、透疹,甘草调和药物性味。外用清热解毒、敛疮止痒的方药治疗。

6. 陈明赞案,患者肺经血热熏蒸上浮,外感不正风寒,邪气凝郁不散,结而成火,发而为毒,故鼻右肿痛。方选清肺热,化痰止咳,泻肺平喘,清热燥湿。枇杷叶止咳平喘、祛痰;桑白皮清肺平喘又略滋肺阴;黄连清热燥湿,主要是针对中焦(如肠胃);甘草调和诸药。上剂药是清热,主要清肺胃热、止咳平喘,使湿热从下焦排出。丽参用在这里是防黄连伤正,以起扶正作用。外用《医宗金鉴》中颠倒散,凉血活血、解毒杀虫。恐生疔疮走黄之变,次日改用枇杷清肺汤清养肺胃,解毒化痰,托毒外出。

痛证门

常孝思为父患悬痈求方。

示云：囊后脏前，乃阴阳交关之处，疮生于此，自宜分辨阴阳，审察虚实，始不至以孟浪误事。然疮既生于此，将以为阳症欤，何以不生于前也？将以为阴症欤，何以不生于后也？将以为非阴非阳、半阴半阳欤，又何以独生于此也？凡为此说者皆不知医者也。盖生疮无论何穴，皆有阴阳。辨阴阳之法，亦不尽在穴上分别，以阳穴常多阴症，阴穴常多阳症，此中分阴辨阳道理，知医者于临症时当不言自喻。然此特外间辨症之大略耳，至于疮之所由生，与疮之各有其地，又不可不知疮生某处，名因以定，然或又有发无定处者，此未可以一言尽也。

如生父之病与患疮之地，今不得不为生明示之。而探其致病之源，由于寒湿中于经络，又于暑热行路，口渴饮冷，燥热之气逼寒湿入内，流于膀胱，积而成毒，发而成疮，亦有发疝者，古以此疮名为悬痈，又名偷粪老鼠，即此症也。初起必痒，以手搔之即作痛，以生酒汤散之，其疾当难为害，至延日过久，毒愈重而根愈深。论治者又不得其症，欲解散不能，欲溃脓不能，内之不能托其毒，而反助其毒，外之不能消其毒，而反阻其毒，无惑乎？稀皮流黄水也，至黄水浸淫，毒气散漫无归，无惑乎脱皮也。皮脱而毒气内收，皮生而毒气外散，无惑乎时好时发、痛硬不常也。大便结否，小便黄否，大解燥否，小解涩否，未详载，不能知也。古书论此，切忌刀画针刺，未溃易治，已溃难治，溃必在漏，漏不可救矣。幸疮头未穿，调治如法，或不至此，虽溃腐尚是余毒耳。若久不收功，患经三五百日者，例在不治，若体气怯者，更不易治。此刻论治，必先将外面朽腐之处，使其皮肉生复，浮毒消散，而后治疮。

姑先用保元煎二三剂，加上桂、蒲公英。

外用松针　独大蒜根　陈艾叶，煎水熏洗患处，洗后用棉花拭干水气。

随用白芷、枯矾为细末，调蛋油，搽。

后用外科醒消丸，遵古法制。

【讨论】

1. 外科疮疡应该分辨阴阳,仔细观察虚实,结合辨部位来诊治。

2. 患者发悬痈疮,病机为寒湿在经络,又在暑热之际发病,口渴饮冷,干燥炎热的气逼寒湿入内,流到膀胱,积而成毒,发而成疮或疝。病发初始会痒,用手搔抓痛,以生酒汤散治之,疾病会得到治愈。如迁延日久,毒越来越重,根越深。论治又不对证,想解散不能,想溃脓不能,不能托毒外出,反助他毒祸乱。皮肤流黄水,到黄水浸淫,皮肤脱皮。皮脱落而毒气内收,皮生长而毒气外散,疾病时好时发,用《医宗金鉴》中治气虚总方保元煎。保元者,保守此元气之谓。方用黄芪保在外一切之气,甘草保在中一切之气,人参保上、中、下、内、外一切之气,诸气治而元气足矣。然此汤补后天水谷之气则有余,生先天命门之气则不足,加上桂以鼓肾间动气。

风丹门

陈恂齐，患风丹多年。

示云：此证用白菊五钱、防风五钱共研细末，鸡蛋六个，以三个取油，以三个熬药。取油之法：将鸡蛋三个打在铜锅内去清，置火上，炒到极黑如墨，其油自出，将油倾在杯中，去滓不用。又将三个打在锅内仍炒到如墨时，将前所研末药倾入锅内和匀，以清水一大碗渗入，直煮到一大酒杯时，用麻布漉（滤）去渣，俟药汁澄清之候，始将清汁倾在所取鸡蛋油杯中和匀，用鸡翎刷敷患处，轻者三四次即愈，重者多搽几次，断无有不愈者。

又洗药列后　川乌　草乌　蝉退　蛇退　木贼　蜂房　大枫子　鱼子硫黄　巴盐　蛇床　满天星　绿豆壳　枫香树皮，水煎浴体，阅数日全愈。

又示云：尔患此证，数年于兹矣，非风丹也，乃脾虚生痰之故，时发时愈，再赐一方，仍用前开洗药，加臭草根四两　老鹳花五钱　文蛤三钱　硫黄　巴盐加倍，绿豆用内壳不要外壳，洗后和穿山甲三片、七年陈艾煮热，乘热气未散速刮患处。

另用陈艾一子，龙蛇草一子，煮鸡蛋三个，用鸡蛋周身一滚，又用穿山甲一刮，刮后即遍搽前配鸡蛋油，药到病除，永不发矣。

身痒门

严中丞渭春,周身奇痒。

示云:此病由足太阴风湿,足厥阴血枯,并手太阴肺经宿痰,发于皮肤,渐渐痛痒成癣,加以脾虚生痰,气滞血凝,风邪瘙虫乘虚而入,痛痒交加,如不早治,痒成痼疾,时流黄水,便难措手矣。

方用地肤子　净黄泥　鲜白芷　鸡子内臭水　火酒共和捣如泥,先用蕲艾四两　川山甲二两　花椒一两　白菊四两　防风四两　泥蜂窝四两,水煎浓,洗痒处,后用棉花拭干药水,即将先捣之药敷患处,干即易之。

内服药方,朝服四物汤加柴胡　香附　玉竹　法夏　丽参　胡桃　化红,暮服四妙散。

陈光暾,周身奇痒。

示云:斯疾曾苦冉伯牛,粹面盎背痒不休,欲知病源因何起,蜃楼妖气扰海楼。病由阳败心虚而风邪入里,真阳不能克制,而余邪发散皮肤,奇痒异常。若不明此理,误认为感湿,久之则黄水浸害,更难医治。

方用干姜　雄片　肉桂　枣仁　黄芪　防风　生山甲　茯苓　虫退　甘草,慈竹尖七根、老松毛钱许引,服二三剂,另赐他方。

外用皮硝　大黄　老松毛　慈竹根　水麻叶　巴盐　陈艾　大蒜梗　黄荆　枝叶,煎汤熏洗。

暾遵照前法调治,病减,再叩。

示云:患此证者必以补阳为主,服前方火起,可将桂、附减半,再进二三剂。

后用大熟地　黄芪　茯苓　净萸　杜仲　粉丹　洋参　军姜　虎胶　云风[1]　山甲　生甘草,竹针磁器引。

陈明铸,身患暗疾,未便禀明。

示云:病由肾水枯竭,不能济命门真火,而真阳清气被浊阴遮布,故阳根骚痒非常,每当走泄,病必加甚,若不自惜,恐成痿症。

方用甘杞　雄片　肉桂　白芷　洋参　虎胶　甘草,煎服。

外用白菊　防风　川甲　松毛　茄子根,煎水熏洗。

陈世暄,下身奇痒。

示云:下身奇痒起红子,病由肾家受损,脾气不纳,而上不能降,下不能升,风邪入里,由阳弱不能御外,阴虚不能制风,故邪由里而发诸表,庸工未识其症之所来,以外科之法治之则失之千里也。

方用当归　柴胡　白芍　安桂　雄片　黑姜　甲珠　桂枝　嫩芪　茯苓　甘草。

陈明秀,下身患病,未便明禀。

师曰:此症乃肝经风湿流注,肾阳虚惫,不能屏除,故当风动痒作,手频搔揉,而相火偶发,则痒息痛生,即此可知为肾阳虚也。每当走泄,病必加甚,即是肾阳虚惫明征。

内用桂枝　生草酒炒黑色　大黄,各等分,泡陈老酒,临卧时饮二杯。

外用紫苏煎水于痒时熏洗之后,即用铜灯台下过灯菜油搽敷,油要起绿色者。按过灯菜油搽癞及足指丫虫疮,皆效。

【注释】

[1] 云风:云防风,产于云南。

【讨论】

1. 严渭春案,由足太阴脾经风湿、足厥阴肝经血枯、手太阴肺经宿痰,三经纠缠病发于皮肤,渐渐痛痒成疾,加上脾虚生痰,气滞血凝,风虫邪乘虚而入,痛痒交织,如不及时治疗,易成痼疾,会流黄水,就很难治。先用熏洗法洗净患处,再用捣烂药物外敷患处。捣药具有通经活络、散风除湿止痒之功,熏洗药具有除湿止痒之效。

2. 陈光暾案,病机为患者阳虚、心虚,风邪入里,真阳不能够控制,而余邪发散皮肤,奇痒异常。如误感湿失治就会黄水浸害,更难医治。

治疗需补益阳气。

3. 陈明铸案中患者肾水枯竭,不能济命门真火,而真阳清肃之气被浊阴遮布,所以阳根瘙痒。走泄则加重,恐成痿症。治疗以温补肾阳,益肾固精。

4. 陈世暄案,患者身上起红疹子,奇痒,病由于肾脏受损,脾气不纳,而升降失常,风邪入里,阳弱不能抵御外,阴虚不能制风,所以邪气由里而发诸表。宜补肾固精治之。

5. 陈明秀患下身隐疾,是肝经风湿,肾阳虚惫,不能祛邪,风痒发作,手频搔揉,而相火偶发,痒息痛生。每当走泄,病加重,均为肾阳虚表现。治疗应祛风利湿,补肾助阳。

痘毒门

陈明政次女桃荣,痘后腮际患疮。

示云:病由风邪入里,余毒未尽。

方用大生地 黄芪 归身 淮山 白芍 银花 蜜升麻 上安桂 干姜 尔没 甘草 大枣 蒲公英 蜜柴胡,水煎服。

外用草乌 南星 荜拔 干姜 独活 白芷 紫荆皮 姜黄 尔没 石菖蒲 牛卷叶 红茨藤 野菊花叶,共为细末,用分葱煎汤和药末,敷患处。

【讨论】

患者为水痘后余毒尚未尽,风邪入里,患疮发病。方用托里内消方法,既滋阴补气,又清解邪毒。

瘰疬门

凤莲女,患瘰疬[1],祈治。

方用净夏　白芍　元参　柴胡　鳖甲　丹皮　甘草　香附,水煎多服。

【注释】

[1] 瘰疬:又称老鼠疮,是生于颈部的一种感染性外科疾病。在颈部皮肉间可扪及大小不等的核块,互相串连,其中小者称瘰,大者称疬,统称瘰疬,俗称疬子颈。多见于青少年及原有结核病者,好发于颈部、耳后,也有的缠绕颈项,延及锁骨上窝、胸部和腋下。相当于西医学的淋巴结核。

【讨论】

方中用玄参(元参)、甘草健脾益气;白芍养血和血;香附疏肝理气;净半夏燥湿化痰;牡丹皮清热凉血、活血散瘀。全方以养营扶正为主,理气化痰为辅,扶正而不增邪,祛邪而不伤正,适用于病久体虚之瘰疬。

肾囊风门

小孩陈济堂,患肾囊风[1],肿烂流黄水。

方用逍遥虫(俗名地古牛,捣烂五个) 穿山甲(一片炒珠) 老松毛(焙枯存性) 马桑叶(焙存性) 泥蜂窝研末 花椒子研末 冰片多加,共为细末,调过灯桐油,用鸭毛调敷数次自愈。内服龙胆泻肝汤。

【注释】

[1] 肾囊风:又名绣球风,是指以阴囊皮肤潮红、起疹、湿润或有渗液,瘙痒剧烈,痛如火燎为主要表现的湿疮类疾病。相当于西医病名阴囊湿疹。一般预后良好,可反复发作。

【讨论】

本患儿湿热之邪循肝经下注,蕴蓄阴囊皮肤,而见患部水疮、糜烂、滋流黄水,为湿热下注证。治疗宜清热除湿止痒,佐以解毒。用龙胆泻肝汤加减。局部外用清热解毒、杀虫止痒之剂调敷。

邪祟门

孩童孙月澄,病自去岁起,日夜见三人,有一大者着黄马褂,有二小者着花马褂,一见便晕,不省人事,去后如故,恳祈施治,并求病源。

示云:必虾蟆精食人心血,为害可叹。

方用丽参 归身,共末炼蜜为丸,灵砂为衣,早夜空心吞服。

外用姜黄纸砂笔大书"伏魔颠连道人在此",贴门上(必请正人端坐凝神秉笔向东书符)。每遇来时,即大呼"伏魔颠连道人至"。

戒洋烟门

全当归二两　淮山药二两　真杜仲二两　补骨脂二两,俱用盐水炒,共研末,炼红糖为丸,以八味地黄汤煎水吞丸。如喉痒用桐油煎鸡蛋吃,再用小红藤数两煎水当茶饮之,勿饮他水。此方不论年之久暂,瘾之大小,将丸多服数,料瘾无不断,病无不除。

崩带门

王登荣妻张氏,正月下旬病崩,延至二月初间变带症,至三月份初未止,气怯神倦怠,日夜胸前手心皆热,饮食甚少且不消化,头痛不能坐立,夜分心常怔忡不寐。

示云:崩与带殊,崩由木陷不畅,带由土湿不温。肝木郁结而生发之性不遂则病崩,脾土寒湿而和暖之气不行则病带,此外证相似而内病不同也。盖带亦不一,有青、黄、赤、白、黑之分,而溯其源,则是脾胃之湿,不得归咎于心肾之燥也。以带脉通于任督,任督病而后带脉始病,况又加以脾虚湿浸,肝郁热逼,欲不成为带病,得乎哉。但所谓郁者非肝木之郁,实脾土虚湿所致。而所谓热者,非果实火之热,实木受湿而致。此中精微之辨,非一二语所以明,非深读书者不能辨也。若问所以成带之故,则由任脉寒,带脉不能收敛精华,而经水无所约束,流溢下泄,所以成带。然水之下者,火必上炎,故凡病带者,必多夜热骨蒸,掌烧、口燥、心烦等症,总之是湿盛火衰,脾胃受伤于湿而不能守摄精华,化血为精,轻则累月经年,甚则腥积稠粘。此病多出妇人,室女少有,治者不难于立方而难于辨症,必须探问病人,果属何色,指色论治,易如反掌。而统治之法则必使风木不闭塞于地中,而地气自飞腾于天上,于散中寓补,于升中寄消,使木气条达,自不克伐脾土,脾土温暖,自能分消水气而病自脱然也。如仲景温经汤,实为圣品,不但治带并能调经,经顺而带自愈,此所以有功于妇人也。

今拟三方,按其病色,以备采服。

如白色,或似痰水,或似米汤者,用完带汤。

如黄色,或如浓茶,或似梨汁者,用易黄汤。

如淡白淡黄,如绿豆汁者,或相兼难分,或无色可分者,则统用温经汤。

左洪绅妻江氏,常患头晕,气滞兼患带症,赞用补血固肾之品,未知当否。

洋参　蜜芪　归身　红杞　补骨脂　益智　杜仲　核桃,佛手柑引。

示云:此方稳妥可服。如用桂枝　龙骨　益智　白芍　甘草　牡蛎　核桃壳烧灰调服亦佳。

左洪绅妻江氏案,方药中洋参、蜜芪、当归身为补血补气之品,红杞子、补骨脂、益智、杜仲、核桃为补肾固精之品。

娠孕门

陈世亨妻谢氏,有娠,面色淡白,口干心跳,四肢无力,周身作痒,日晡尤甚,手搔即小粟并出血珠,痛不可忍。

示云:病由元阳不足,不能克制风邪。

方用天雄片　黄芪　净夏　净萸　白芍　防风　生甘草　山甲珠　地肤子,老松毛引,服四剂,审证另酌。

外用松毛　慈竹根　陈艾　黄土　巴盐,煎水熏洗。

续禀:亨室人谢周身奇痒,前蒙赐方,遵服四剂,病已大减,惟头昏、心跳、耳鸣、心虚、上下气不相接,四肢无力,腹不时作痛兼患带证。

方用洋桂枝　白芍　甘草　军姜　茯苓　丹皮　阿胶珠　寸冬　丽参　茱萸　当归,水煎服。

【讨论】

1. 陈世亨妻谢氏案,患者元阳不足,故出现面色淡白,口干,心跳加速,四肢无力,不能克制风邪,周身作痒。治疗应温补元阳,祛风止痒。净茱萸可与黄芪、白芍等配伍应用,能固经止血,治体虚。防风、山甲珠、地肤子清热利湿,祛风通络,止痒。

2. 陈世亨室人谢案,患者经治疗后,身痒已大减,有头昏、心跳加速、耳鸣、心下空虚、上下气不相连接、四肢无力等诸虚表现。酌补药物用之。桂枝、军姜、茯苓、甘草、茱萸、丽参益气通脉、补阳;阿胶珠、寸冬(麦冬)、当归滋阴。"阳无阴则无以生,阴无阳则无以化",所以助阳药与助阴药相配伍使用。

小产门

陈世桃室人余氏,小产患腰腹胀痛,口干,鸡鸣汗出。

方用吴萸　树上菌子焙干为末,冲酒服。

又用洋桂枝　白芍　甘草　柴胡　净夏　茯苓　白胡椒　制鳖甲,水煎服。

【讨论】

患者小产后肝气不疏,停聚腹部,故腰腹胀痛。口干、鸡鸣汗出为体虚表现。用茯苓健脾胃;白芍疏肝清热解郁;柴胡疏肝行气活血。共治肝郁、脾虚之证。

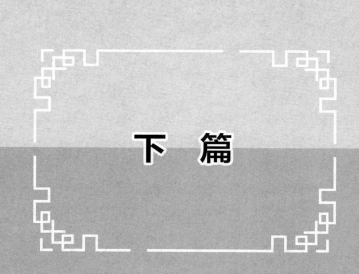

下 篇

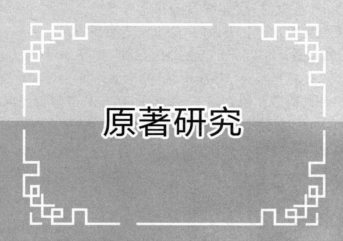

原著研究

研究一：《云峰医案》涉及人物分析

一、出书者

在陈光熙所作序言中载有"爰约王君鼎文、陈君眉山、卫君德宽、郭君愚溪、常君黼堂协捐付梓，颜曰《云峰医案》"，说明该书是由陈光熙牵头，邀约五位好友出资刊印。在当时的条件下，需多人出资方可付印，说明刊印该书实属不易。

二、著书者

在医案中，咳嗽门"受业明赞为小子春堂患咳"案、虚证门"陈世亨为妻谢氏患病祈方"案、失血门"陈世纪妻余氏每月吐血一次"案、目证门"陈光烈目昏"案、足证门"左彭氏足肿"案等，多处提及"受业明赞""赞徒"等。在陈光熙所作序言中载有"厥后乃将一切方案抄集成帙，并命小子明赞具疏请业蒙之门下，每遇一证，道长必与揭明医案，命赞照案批方"。

以上均说明陈明赞为该书作者。该书内容实为陈明赞跟师学医期间所记载的老师指导其治疗疾病和论述医理的医案，也有部分陈明赞本人的诊疗医案及心得体会。

三、颠连道长

本书医案主要记载的是颠连道长的诊疗医案。探究颠连道长是何方人士，有助于理解医案的内涵。

左宜之序言载"颠连道长神乎仙乎，往来云霄间，视弗见，听弗闻，凡士庶之有疾病而祷求者罔弗应，起死肉骨，历显灵奇"、陈光熙言"颠连道长之附笔于吾孙协五也，抱病求治者，必为推究病源，立案立方投辄有验"等，这给颠连道长的真实身份蒙上了神秘色彩。冯卓怀序言认为托名颠连道长，估计受到当时世风的影响。

颠连道长是否真有其人？

书中凡例指出"道长方药神应，沐恩者竞欲设位以祀求示道号，秘弗告厥。后以恳求诚切，乃以'御封云峰大法活人伏魔慈惠良师自号颠连道人'二十字示焉，是书曰《云峰医案》，从所自示者命也""道长附笔多在春秋月分，余季则不常降临"，这说明确有其人。

同时,书中多处有道长指导陈明赞开展诊疗的对话情景。

在头证门"陈明政母氏黄"医案中,道长自称"俺",并指导陈明赞进行辨病论治和处方用药,认为"尊翁所用建中汤以提升中气为主,并能宣清阳开浊,更兼生血化气,如此行医,颇征明见。"还夸赞其"生性颇敏捷,用药亦能小心,俺深喜焉,留心此道,必非百里才也。"

在"左彭氏足肿"医案中,道长问陈明赞"此《金匮》之陈法也,赞徒以为何如?"

在"李乐有母邓氏目疾"医案中,道长一是指导诊疗,"赞徒或命仍服原方数剂";二是指导学习,"俺去后,赞当时看药书,如金匮、辨、难、大成及近时黄氏八种,皆当参阅……但近时人多阳虚,看书要自有权柄,不可惑于陈说,拘泥古语,以致死于句下";三是认为将医方刊书费钱而无益,非常大方地嘱咐"见爱者抄阅无妨";四是"俺实有要务不能羁留,后晤之期亦难预卜……赞生等即此揖别"。

在"明赞为小子春堂患咳"案提及"刚视此孩骨相颇壮,额有贵丰,嘱我徒好为栽培,以固根基"。

在"陈明赞患鼻右肿痛"医案中,出现有"小童奉师命到此与尊祖贺春""议师无情者,师亦无辞,惜不知师之调停于中者"。

在"陈世纪病干咳"案中,述其"二月中旬采药炼丹"、在"陈光烈中风"案中述及"五月一日,道长亲临……俺以丹灶初暖,刻不能离"。

以上描述充分说明四点:一是颠连道长并非神仙,而是手把手指导陈明赞临证治病,与其商议诊断、治疗之法,嘱咐其要多读书,关心其孩子;二是道长向陈光熙贺春,这说明与陈光熙等人有私交;三是道人自称"俺",俺为北方方言,故推测颠连道人可能不是本地人,而是从外地(北方)而来,在此地停留了较长时间;四是道长另有"小童"等弟子,而且在炼丹药,与陈光熙等人有交情,没有一直在陈明赞诊所指导,时而应邀出诊并指导。凡有急事时,都可以前去请道长亲临诊病。

四、就医者

值得肯定的是,本书记载的就医者绝大多数用的是真实姓名(就医者或就医者相关者),这在一定程度上说明医案真实可靠。

本书记载了196人次诊疗医案,其中191人次用了真实姓名;有1

人次用的"某姓妇某",原因是该医案记载了该妇人失眠因有"诡诈奸贪的心肠"、在"孝敬和睦"等方面遭到"阴谴",所以从保护其名声的角度隐去了姓名;3 人次用的是"某"跌伤,应该是因记录不详所致,因为该医案在序言中谈及"初年所立方案底稿,每付求方者携去未识珍存,数年后乃知所立方案之有益于医道也,转向求方者索底稿,辄散轶不可复收";另有 1 个医案为介绍"戒洋烟"的处方。

本书医案涉及 126 人,涉及姓氏 38 个,其中陈氏家族有 71 人(光字辈 12 人、明字辈 29 人、世字辈 16 人、其他 14 人),谢氏家族 11 人,王氏家族 8 人,左氏家族 8 人,李氏家族 4 人,其他家族一般为 1～2 人。

从记载的个人诊疗次数来看,分别有就诊 1 次、2 次、3 次、4 次、5 次、6 次、9 次者,如陈光烈曾因目证、腹证、中风等病就诊 9 次,陈世纪妻余氏曾因吐血就诊 6 次,王堂因失声反复就诊 6 次,陈明赞女月秀曾因麻木、怔忡、目证等就诊 5 次,陈明政母氏黄曾因虚证、指痛、头证等就诊 5 次,陈世纪因咳嗽、痰证等就诊 5 次。就诊 4 次的 2 人,就诊 3 次的 7 人,就诊 2 次的 15 人。从家庭诊疗次数来看,陈世纪本人及其祖父、祖母、妻子、婶母等就诊次数有 19 次,陈明赞本人及其长女、次女、儿子等就诊有 12 次,王堂本人及父亲、幼女就诊 8 次等,多数为一家人。如果从大的家族统计,如陈姓家族 71 人就诊 127 次,有祖孙三代、伯、叔、婶、侄、媳、儿、女等亲属关系的诊疗记录。

从就医者所在地区分布来看,医案中仅记载了"开邑""梁邑""巫山""晋省"等地 4 例,余未作描述。但根据书中体例,凡未罗列地区者,多数是原"万县"地区人员,所以多数为近邻。

分析就医者分布情况,有两个基本的特征。一是就医者相对比较集中。因旧时交通相对不便,一般的病情不会舍近求远,多数人找本地医者看病。当然也有部分人会慕名而来,这些人多因病情缠绵,长时间医治无效而远涉寻医。如该书就记载了王堂要到"晋省"谋事,遂求医方和配制丸药。还有梁邑陈万选,据清代同治《万县志》记载,他本人为名医,也来治疗,可以从侧面说明道长医术颇高。该书呈现出家族集中就医现状,一方面说明家族成员间信任度较高;另一方面也不排除对病情较了解,疗效较好,相互介绍影响等因素。二是诊疗过程较长,有一定的延续性。如陈世纪妻余氏吐血案，详述了"去夏""十月初复发""十一十二两月皆如期如刻发作""今正月初二日仍发""二月十五日""二十七日"等时间段诊疗过程。再如记载陈光烈中风案，详述了"三月中旬"，三月"二十日""廿一廿二""廿三日"，"五月一日""五月中旬""五月下旬"等病情、处方用药、治疗效果等情况。这些医案，详细反映了诊疗经过，能较好地体现医者的诊疗经验和学术思想，对临床借鉴有较大的帮助。

研究二：《云峰医案》学术特点

一、医案结构特点

(一)医案记录情况

1. **患者姓名**　一般情况提供真实姓名,有两种形式:①全名,如陈光烈;②姓名＋关系＋姓氏＋名,前两个要素必备,后两个要素部分有省略。如陈明政父光党、陈明政母氏黄、左昌际妻何氏、陈世纪祖等。特殊情况:①有3个医案用"某"代,其中1例涉及其名声故意隐去,另外2例估计因时间久远且记录不详所致。②有1个医案因针对所有吸洋烟者,故无此栏信息。另外在姓名栏有"为"字,如"陈明荣为妻康氏",推测系陈明荣代其妻就诊求药。

2. **患者出生年月**　缺。

3. **患者年龄**　多数缺。有1例直接反映年龄:"陈光照母,九旬有六";有2例大略反映年龄:"小孩陈济堂""孩童孙月澄",从医案中无从考证患者具体年龄。其余医案均无年龄记录。有极少数可从阐述中略知,如在记载陈明赞子春堂时有"此孩骨相颇壮",在"陈明秀子世荣患疮"医案中有"病由风虫搔痒,最累小孩"的论述,可推测就诊者为小孩。

4. **诊疗时间**　多数缺。只有少数医案在阐述中用了"去夏""十月初""五月中旬""今正月初二日仍发"等叙述病情发展的时间,但这不是就诊时间。有极少数医案中有"五月一日,道长亲监"等准确时间。

5. **主诉或主要症状**　均有,但缺少舌象、脉象,且详略不一。有的为病名,有的为主要症状,有的还为病因病机概括。少则如"病弱""不寐"二三字,多则如李乐一妻陈"久病不愈,前患心腹疼痛……面色青白,精神困倦"等上百字,还有的用"虚热上壅"等证候描述。整个医案只有3例记录了舌象,余未论及舌象:1例病案述"早起舌生白胎"、1例记载"舌常出唇,舌苔白,而兼黄方"、1例记载"舌软唇强似乎斜者,风之先兆也"。医案中论及脉象如后,余均未论及:在虚证门、中风门等论及"热脉""脉动弱无力""六脉洪数""六脉平弱""左手脉动平,尺脉稍弱,右手寸关尚好,惟命门独弱,中候若有若无"等,而且在"陈光照母氏李虚证"医案中道长专门论及"学医要学脉"。

6.病史　多数缺。部分有大致描述或在多次诊疗记录中反映出来。

7.辨证分析与治法　多数有，只是详略不一，多将辨病、辨证分型、治法笼统而载。在196人次诊疗医案中，涉及该内容的有110诊次，未涉及的有86诊次。

8.诊断　均有。已经将每一个病案归为各病证门下。

9.处方用药　在196个诊次中，有194个诊次均记载有处方用药；有1个诊次提及"此方可自审"但载明具体方药；有1个诊次系因"按古法例在不治"，属不治之症，故未用药。处方用药多为自拟方或加减方，196个诊疗病案中有62个诊次提及有关方剂名称，有39个诊次提及搽、熨、贴、包、洗、点、捻、揉等外治法。采用多种方法综合治疗用"先用、接服、外用、急用、后服"等载明。

10.医嘱调护　对用药方法均有嘱咐，详细描述有特殊要求的药物煎煮及制作方法。尤其对一些特殊用药方法或病人的饮食宜忌等也做了详细说明。

11.复诊记录　对同一个人医治同一门类下的病证，均集中按先后顺序记录，便于前后阐述和对比。

12.疗效反馈　凡复诊者，从病人反馈、医生的阐述等方面反映治疗效果。

（二）结构特点分析

1.医案记录较真实　一是用真实姓名记录，医案刊印出来后，众多医案相关人员均可看见，如果不真实，将影响医者和出书者的声誉。二是如实反映疗效。医案不但记录了疗效较好者，也记录了疗效较差者。如有4例医案分别记有"遵服前方六剂，未获大效""连服三剂似未见效""未甚见效""病未增减"，这说明该书记载真实，没有对疗效进行粉饰，反映了作者严谨的治学态度。而且医案中记录有出书人陈光熙本人及其家人的病案，如果没有疗效，他也不会携友出资刊印。

2.医案信息欠完整　主要是就医者信息不完整，如多数缺少患者出生年月及年龄，缺少就诊时间，缺少舌象和脉象。虽缺少这些记录，但并不代表医者不重视这些信息，因为在少数医案中有专门论述，如道长曾指导陈明赞"学医要学脉,脉必三诊而后有得……诸证皆可类推,细心参考可也"。这些反映医者在诊疗过程中综合参考了病人的各项信息,只是在医案中未详细记载。如道长曾痛斥过一位不详细告之病情而求治者,斥曰"全不开载病证,药将从何施用?……冥生察人功过,尚有冥册可考,患病亦有册可考耶,如此恶习殊属可鄙"。当然,医案记录不全,也给后世研读者留下了遗憾。

二、病证分布

(一)医案门类

医案分为 50 个门类。根据收集的《云峰医案》两个版本进行互校,尚缺失上卷之喘证门和下卷之发乳门,故现有 48 个门类。根据原书目录查证,所缺 2 个门类,分别在上卷和下卷的末尾,系因存书时间久,书页脱落而致。综观其分类方法,主要参照了清《医宗金鉴》对疾病的分类方法。

(二)医案篇数

医案中各门类所分之篇,既不等同于诊疗人数,也不等同于诊疗人次,而是根据内容多寡及所占书页篇幅计数,1 篇即 1 页。如头证门 5 篇,记载了 5 个人 6 次诊疗的医案,而喉证门 1 篇记载了 2 个人 2 次诊疗的医案。根据医案统计共有 125 篇,其中篇数较多的分别为目证门 13 篇、虚证门 12 篇、咳嗽门 7 篇、失血门 7 篇、失声门 6 篇、中风门 6 篇、疮证门 6 篇、头证门 5 篇。

(三)诊疗人次

1.分门类统计 医案中一个病例存在多次诊疗的,在统计时每人次诊疗计为 1 个病案。如陈光烈中风的病例,记载了 7 次诊疗的医案。陈世纪妻余氏血证的病例、王堂失声的病例,均记载了 6 次诊疗的医案;陈世纪患咳嗽的病例记载了 4 次;另外有复诊 3 次、2 次的病例也较多。根据医案统计,共有 196 人次诊疗医案,其中达到 10 人次以上的门类有目证门 21 人次、虚证门 15 人次、咳嗽门 15 人次、痹证门 11 人次、疮证门 10 人次,其他失血门 7 人次、失声门 7 人次、中风门 7 人次、足病门 7 人次、头证门 6 人次、身痒门 6 人次、齿证门 6 人次、腹痛门 6 人次、跌伤门 5 人次、不寐门 5 人次、怔忡门 5 人次。(表 1)

表1 《云峰医案》病证分门类统计表

门类	篇数（篇）	诊疗人次（人次）	科别
头证门	5	6	内科
小便门	3	3	内科
大便门	1	2	内科
腹痛门	1	6	内科
气痛门	1	2	内科
痞满门	1	1	内科
食滞门	1	1	内科
泻证门	1	2	内科
黄证门	1	1	内科
肿病门	1	4	内科
呕吐门	1	2	内科
反胃门	3	2	内科
咳嗽门	7	15	内科
痰证门	1	2	内科
虚证门	12	15	内科
失血门	7	7	内科
失声门	6	7	内科
不寐门	2	5	内科
怔忡门	2	5	内科
痹证门	4	11	内科
麻木门	2	4	内科
中风门	6	7	内科
汗证门	1	2	内科
肉颤门	1	1	内科

门类	篇数（篇）	诊疗人次（人次）	科别
疟病门	3	2	内科
癫痫门	1	1	内科
手病门	1	1	外科
指痛门	1	2	外科
足病门	2	7	外科
跌伤门	3	5	外科
痔疮门	2	3	外科
疮证门	6	10	外科
痛证门	2	1	外科
风丹门	2	1	外科
身痒门	3	6	外科
痘毒门	1	1	外科
瘰疬门	1	1	外科
崩带门	2	2	妇产科
娠孕门	1	2	妇产科
小产门	1	1	妇产科
肾囊风门	1	1	儿科
目证门	13	21	五官科
耳证门	2	4	五官科
鼻证门	1	1	五官科
齿证门	2	6	五官科
喉证门	1	2	五官科
邪祟门	1	1	其他
戒洋烟门	1	1	其他
合计	125	196	

注：原书上卷之喘证门 5 篇、下卷之发乳门 1 篇缺失，未纳入统计

2.分科别统计　用内科、外科、妇产科、儿科、五官科等分类方法进行统计（表2）。诊疗医案中，内科病证最多，为116人次。妇产科和儿科较少，分别为4人次、1人次，估计一是当时之人对妇产科羞于医治，如病案中有"下身患病，未便明禀"等记载，二是由于没有记载年龄，在分类时有部分儿科病证归入了其他科别。其他科别系将邪祟门、戒洋烟门2个医案列入。

表2　《云峰医案》病证分科室统计表

门类	篇数（篇）	诊疗人次（人次）
内科	75	116
外科	24	38
妇产科	4	5
儿科	1	1
五官科	19	34
其他	2	2
合计	125	196

三、学术思想

（一）暖水温土舒肝，升阳降阴

在医案凡例中，明确提出"本书则以暖水温土舒肝，升阳降阴立论，亦见时医多泥补阴之说，不知近时却多阳弱之人，故为偏泥成说者痛下针砭，是书也为医病计，实为医医计也。愿读是书者勿挟讳疾忌医之见。"所以，该医案的主要学术思想是"暖水温土舒肝、升阳降阴"。作者批判当时之医拘泥于补阴，没有把握当时之人多阳虚的体质特点。作者刊印该医案不仅为医病，还为引导当时之医风。

同时，作者强调辨证论治，批判"近时医士见头治头，见足治足……以药治病实则以病试药，轻则加重，重则致危"，认为"医道之难，不难于对证立方，而难于对证之所以然处立方"。作者指出所立方论与黄坤载（黄元御）学术思想同流，但更注重通俗易懂，即"是书多采古法，而运用之妙则别具化裁,所立方论多与黄氏八种诸论符合。惟黄氏论多衍奥,此书明白晓畅,或理有难明者则为罕譬而喻,深入浅入皆能领取也"。

医案多数病证以阳虚论治,重视扶阳。医案提及阳字295处,提及真阳、元阳有30处,提及阳虚、阳衰、阳陷、阳败等50余处。医案多用扶阳之品,文中直接提及天雄14处、雄片47处、附子42处、附片18处。医案凡涉及气血虚、肾虚、脾虚、肝郁、湿困等证,在自拟方中多对证选用黄芪、肉桂、人参、白芍、附片、枸杞、茯苓之属,如医案中提及桂枝147次、人参119次、白芍63次、茯苓80次、枸杞48次。同时,还多用右归丸以温补肾阳,用保元煎、大补元煎、地黄汤等补益气血阴阳,用补中益气汤、建中汤、理中汤、归脾汤等以建中、升阳,以助气机升降条达。

(二)对证拟方,随症加减

医案多为自拟方,有134个医案未提及所拟方剂的名称,有62个医案提及70首方剂名称。在提及方剂名称的医案中,提及5首方剂者1个,4首方剂者7个,3首方剂者2个,2首方剂者20个,1首方剂者32个。如王堂诊治失声案,医者自拟一方作汤剂服用;因王堂将出远门,故对所拟方进行加减做成丸剂,用保元煎服下;因服药时间较长,嘱其"感寒则勿吞此丸,寒转轻则桂枝汤,寒重用九味羌活汤、参苏饮,听其自便,伤暑可有滑石甘草汤"。

多数医案采用了综合治疗,有39诊次提及搽、熨、贴、包、洗、点、捻、揉等外治法。医案的医嘱调护较详细,尤其是对特殊药物的煎煮、制作、用法,以及对部分病证的饮食要求、锻炼导引方法,甚至记载有祝由咒语,还用"先用、接服、外用、急用、后服"等载明用药顺序。

四、医理医论特点

一般医案多只记录诊疗过程,但对辨证论治及医理医论进行阐述者较少。本书对医案的病因病机、症状、相关医理、处方用药等进行阐述,实属师带徒的典范,对研究医案者大有裨益。

(一)病因病机归纳

如"心肾不交,气血不足""阳明胃逆,逼火上浮""命门火败,水火不济""清阳陷败,浊阴凝结""气郁血凝,痰阻经隧兼受风邪""湿旺土郁""人老年衰,气短神疲""中气受滞于寒痰"等。

（二）症状病机分析

如对"患肚腹鼓胀,两便不利,大便黑坚"分析为"鼓胀者中气虚败也,小便涩者土湿木陷也,大便坚黑者水旺土衰也"。如对"余昌炳耳证"所述各症状,分析为"耳常鸣者血不纳气……喜热饮,阳衰也,手足心热,阳衰阴极也。怯冷,火衰水寒也。动则汗出,阳衰不固也。小劳不支,气血不充畅之故也。小腹时或胀痛者,又为水冷气郁,火衰土润也"等。

（三）易混易误提示

如"陈明秀耳鸣"案指出"庸工皆谓气虚,而不知实阳弱所致";在"陈女月秀目疾"案记有"此乃风寒郁遏足厥阴、手太阴,庸医不谙此理,谬指为热,则用寒凉等药抑遏肝火,疼痛异常,或云虚者亦非,轻则缠绵不愈,重则丧目失明,小小弱女,医成废人,良可叹也";对陷翳者分虚实,"起从大眦而色深红者实,小眦而色浅淡乌者虚。赞友细验虚实自明,其坑陷不起者又为肾水损亏所致";辨干与渴,"干与渴有辨,渴者火之形于上,干者精之涸于下也";辨崩与带,"崩由木陷不畅,带由土湿不温";辨泻证,"或溏或水泻,水泻者脾土之虚不能克化,溏者心肾之虚不能克制也"等。

（四）病证分型阐述

阐述"痔有五种状,亦不一,曰牝,曰肠,曰脉,曰牡,曰气,总之未破者曰痔,已破曰漏";阐述"疟之为病,状不一,名亦各殊。有先热后寒者名温疟,有先寒后热者名寒疟,有但热不寒者名瘅疟,有但寒不热者名北疟,有旋寒旋热、乍寒乍热者名魔疟,有欲寒欲热、非热非寒者名虐疟";阐述带病"盖带亦不一,有青、黄、赤、白、黑之分"等。

五、为徒者尊师,为师者怜徒

陈明赞对颠连道长非常尊重。徒弟先予试诊,然后向师父禀明诊断的病情和拟用处方,请师父指导。医案用"祈示""示云"等词有164处。

颠连道长"手把手"地指导徒弟陈明赞。不仅指导徒弟行医,还指导其学习和为人处世,语言生动,实为师带徒之典范。一是叮嘱陈明赞"时看药书,如金匮、辨、难、大成及近时黄氏八种,皆当参阅……看书要自有权柄,不可惑于陈说,拘泥古语,以致死于句下"。二是指导其治病要治心,心正则安。如指导治疗妇女失眠,示"录方不治其病,专治其心,果能痛改,病自除根,休信地狱巫与道,说神说鬼闹家庭",要求其改正争强好胜、不善待老人、诡诈奸贪的心肠等问题。三是关心徒弟。如"刚视此孩骨相颇壮,额有贵丰,嘱我徒好为栽培,以固根基";当"师媳下世,师甚恸之",则"嘱勿过恸,重增师虑"。言此种种,处处洋溢着对徒弟的关心和爱护之情。

研究三：《云峰医案》呈现的三峡文化特征

《云峰医案》于 1873 年由清代万县陈光熙组织刊印,该医案实为陈光熙之子陈明赞跟师颠连道长的医案记录。

一、成书年代

该书刊印于"清同治十二年癸酉岁重阳前五日",清同治十二年重阳节即公元 1873 年 7 月 28 日,其前五日即 1873 年 7 月 23 日。该书序言载有"初年所立方案底稿……数年后乃知所立方案之有益于医道也……如是者有年,求治愈众,积案愈多",说明作者积累医案已有多年。虽然该医案多数缺少诊疗时间,但医案中有"谢殿选妻施氏,自同治庚午岁七月中旬""今当信庚午俺言为不欺也""又于本年(壬申)二月初旬左腮下患结核证"等描述,说明该医案可追溯至从 1870 年开始积累。

二、成书地点

医案中多数未记录就医者生活的地方,只提及了"万邑""开邑""梁邑""巫山""晋省"等地名。但从序言中"余于万川书院之东偏,昕夕晤谈陈君",落款提及"前任万县事""万县训导长"等信息可判断,该医案记载了原万县地区陈明赞住地周边的群众诊疗情况。可以推测,医案中未记录就医者住地的,多为本地近邻,作者认为不必记载,所以造成该项空缺。

三、语言特征

(一)人员称谓

一是自我称呼用"俺"与"吾"。医案中颠连道长多自称为"俺",有 45 处,称"吾"有 2 处。而其他人自我称呼,用的是"吾",有 9 处,如"吾师""吾孙""吾意"等。另有自称"小童""小道"者,应为谦称。

二是人物关系,称谓有"祖""祖母""父""母""尊翁""伯父""婶母""胞叔""长子""长女""师""徒""友""弟子"等。

三是在与就医者对话时,多用"生"与"尔",如"生母""昀生""赞生"、"尔病""尔祖""尔之"等。也有单用"生"的,如"如生所主二单"。也有"尔"与"生"共用的,如"姑念尔父昀生平日救人心诚"。

四是部分医案记录就医人姓名时,不是直接用其姓名,而是用某人某关系某氏来记录,如"陈光照母""陈明政父光党""陈明秀子世荣""陈明政母氏黄""陈世纪妻余氏""陈世亨为妻谢氏""弟子世纪为祖母谭"等。这反映了女性就医者多以其夫姓名+姓氏记之。或者认为当时之人重视人伦关系,凡知其与某人有父子关系的均反映出来。再者推测,凡有"为"字的,不是本人亲自登门求诊,而是求诊者代病人叙述病情,代病人拿药。

(二)医药用语

一是部分病证名、中药名用当地口语。如"羊癫风"即癫痫、"齁喘"即哮喘、"偷粪老鼠"即悬痈疮、"地古牛"即逍遥虫、"羊矢子"即羊枣,"冬青子"即白蜡树子、草药名"打不死""臭草根""气辣子树"即吴茱萸树、"活麻巅"即活麻草尖。

二是用当时川渝两地的地方语言来说明医理,如"油干灯灭,难发光焰矣""满河是滩,看梢公从何处下桡""船到江心,挽回无计""辟如打夫赛勇,先点穴道,妖气赛法,先盗法宝,任他艺术高强,鲜有不受制于我者""何异援溺而击以石,救火而添以薪""虽尚有一线阳光,安能争胜于月星哉""安能以一怀之土,遂填溪壑而为平地"等。

三是擅用打比方的方法来说明医理。用"辟如水田当春夏,日光灿烂,田水日耗,耕夫以塘堰灌注,田水不见耗,禾苗自不枯槁,而田外草本亦藉此滋润,自无凋残之处"来比喻"生肾水不能上达于目而齿耳悉受殃累一理也";用"辟如蒸饭,甑内本无有水,而灶内火旺,锅中水开,气往上升,甑盖中边滴水不辍,灶边灶后皆有温暖之气,此又一理也"来比喻"肾阳助肾水"之理;用"辟如隆冬冰雪正厚,而日光乍现,冰雪消融,人忽觉其暖,日光忽收,冰雪仍凝结不消,人忽讶其冷"来比喻"阴气密重之出没无常,而阳光偶一烂烁,阴气遂四散于外,而阳光忽熄,阴气复聚"之理;用"譬如时当冬令,雪聚冰凝,一见春温便化成水,如春时无日,雪冰消化否耶"来说明"早起舌生白胎,乃阳气太弱不能制阴,孤阴胜阳之故";用"譬如以火烧薪而欲得炭,炎已尽而不倾之以水,炭必化为灰"来阐述"残阳无所归缩,蒸蒸不已,故必饮冷水而后阳气内敛,其热始息";用"譬如河水下流而中遇石阻,水势逆折,折势倍于流势"来喻

"当其阴气下凝之时，筋郁则阻血道，筋错则塞气路"之理。

（三）生活用语

一是用了"嘎嘎""哈哈嘎嘎""乌乎"等感叹语和"刻间""刻下""近刻""三五刻""目下"等时间用语。

二是用了一些地方特指的量词和动作用语，如"一子"即一小把和一小撮，"和"作动词即搅拌掺和之意，"开油荤"即开始吃油荤等。

三是用了一些地方特定的形容词。如"滚汤"即温度较高的热水，"孟浪"即轻率。

四是用了一些地方特定的名词术语。如"滓子"即渣子，"磁罐"即瓷罐，"灯花"即灯蕊，"阴米"即糯米蒸熟后阴干之米，"猪肝子"：川渝多在物后面加"子"字以口语化，"小解"即小便等。

（四）书面用语

一是用了"姑拟""祈治""请政""蒙""示云""延请""除根""善后""谅必用周""所谓"等较正式用语。

二是从医案整体来看，反映出颠连道长和病案整理人有较深厚的文字功底。医案记录了道长的一首诗"阐发幽光性独明，百年苦志为孤成。猿声啼断巫山月，邻家群犬吠花村"；在诊疗陈光敬周身奇痒医案中，概括为"斯疾曾苦冉伯牛，粹面盎背痒不休，欲知病源因何起，蜃楼妖气扰海楼"，总结较为精妙；在"某姓妇某，月余烦躁不寐"案中，所用语言较简练工整且押韵，如"民妇某，欲救方，暗遭谴，实堪伤，几次搜布囊，莫得好妙方""孝敬和睦几项，休分你弱我强，不可再毁神教，急速遵行宣讲，果能如此做去，自能俾尔炽而昌，俾尔寿而臧"等；另外，道长常引用经典，如引用《孟子》"苟不好善，则人将曰诎诎，拒人于千里外，士止于千里外则谗诌面谀之人至矣"，也反映出道长学识广博。

四、健康状况

一是医案中未反映人们当时的生活水平，医案中也没有记载因为过度饥饿或营养不良等原因致病的病案。但这不能说明当时生活条件较好，不排除当时有很多人因为太穷而不能就医。所以，医案记载的就医者，都是有经济能力看病的人。

二是医案中反映当时之人多为"阳虚体质"。在目证门"李乐有母邓氏目疾"案中,颠连道长嘱陈明赞要多参阅"金匮、辨、难、大成及近时黄氏八种",要注意"近时人多阳虚"的特点。在冯卓怀序言中评说"余观颠连之方,于景岳诸人之法时有取焉"。同时,在医案中也多从阳虚进行辨证施治。

三是当时之人多久病后才求医。如医案记载有"王登荣妻张氏,正月下旬病崩,延至二月初间变带症,至三月份初未止";如陈明璨母氏刘跌伤"经年未愈"、黄大炳子心培云翳遮晴"多年"、王堂失声"逾年未愈"、王有祥为父廷发痹证"自去冬病"、余宏缙患目病"自去岁已然"。另有5个病案描述病情用了"数月未愈"等。还有众多病案因久病致病情错综复杂,治疗需数月,甚至半年或近一年进行调理。出现这类情况,一方面可能是面对疑难病证,施治时间较长;另一方面也可能是部分病人对自觉不是很重的疾病,没有立即就医,能拖就拖,待到拖不下去了才去就医,这种对待疾病的态度在民间较为普遍。

五、民风民俗

(一)当地民众有封建迷信思想

认为有邪祟致病,用神符护佑可以治病,服药讲究道法。从这些方面来看,当时之人尚有封建迷信思想,相信有鬼神可以致人病,也可以护佑和帮助人们治疗病证。从另一个角度讲,对于迷信之人,所谓"信则灵",即道长开出的符咒、指导用东方长流水等方法服药或锻炼,这也是一种心理慰藉和心理治疗,对病情也有一定的缓解和治疗作用。

(二)当地部分民众吸食鸦片

医案专列有"戒洋烟门",列出专方:"全当归二两　淮山药二两　真杜仲二两　补骨脂二两,俱用盐水炒,共研末,炼红糖为丸,以八味地黄汤煎水吞丸。如喉痒用桐油煎鸡蛋吃,再用小红藤数两煎水当茶饮之,勿饮他水。此方不论年之久暂,瘾之大小,将丸多服数,料瘾无不断,病无不除。"这是全书唯一没有记载就医者的医案,说明是针对所有吸洋烟者。另外在"李乐一妻陈"医案中提及其"吸洋烟",这在一定程度上反映当时之人有吸洋烟者。

(三)民众尊医信药

一是对医者非常尊敬。记载病人前来诊病,多用"叩""祈治""祈示""赐方""恳赐"等请求语言，更有甚者用了"跪恳指示"等语，说明当时之人对医者非常敬重。

二是信药和守方。医者开药，多为数剂，少有一二剂者。如陈明政父治目病服药十剂、王有祥为父廷发患痹证要求其"服二十剂，应否另酌"，服"约二十剂或三四十剂"，陈光烈患中风指出服药"二三十剂得收全功亦是幸事"等。同时，从复诊病人的反馈来看，多数病人均按方服药，守方多时。而且，医案记载了一例病从多疑的病例，即王堂患眼疾，道长指出其"病根颇痼，非一二十剂药所能收功"，但王堂在服药过程中稍有异样便来咨询，似流露出几分质疑，道长反复指出"服药心戒疑，疑则万病生，如不信俺，请自另酌"。估计疗效渐显，所以王堂还是坚持按方治疗。

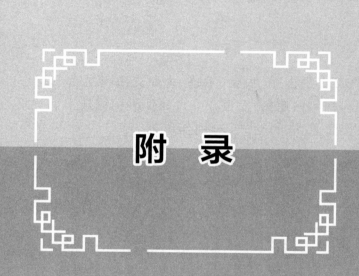

附　录

一、主要中药汇释

A

安桂：肉桂，功能温中补肾、散寒止痛，主治腰膝冷痛、虚寒胃痛、慢性消化不良、腹痛吐泻、受寒经闭。主上气咳逆、结气、喉痹吐吸，利关节，补中益气。久服通神，轻身不老。桂枝有发汗解肌、温通经脉的功能，治外感、风寒、肩臂肢节酸痛。

B

白蜡：又名虫白蜡、虫蜡、木蜡，为介壳虫科昆虫白蜡虫的雄虫群栖于木犀科植物白蜡树、女贞或女贞属他种植物枝干上分泌的蜡。具有止血、生肌、敛疮的功效，对创伤出血、疮口久溃不敛等症有治疗作用。

白芷：具有散风除湿、通窍止痛、消肿排脓的作用，临床上广泛用于治疗眉棱骨痛、鼻塞、牙痛、疮疡肿痛等症。与枯矾共为细末调蛋油搽可收湿止痒。

白伏神：又名白茯苓，为药材茯苓块切去赤茯苓后的白色部分，通常制成饮片。味甘、淡，性平，具有利水渗湿、益脾和胃、宁心安神等功效，能增强机体免疫功能。茯苓多糖有明显的抗肿瘤及保肝脏作用。虚寒精滑或气虚下陷者忌服。

百草霜：为杂草经燃烧后附于锅底或烟囱中所存的烟墨，可药用。

北味（子）：分北五味子和南五味子。北五味子具有收敛固涩、益气生津、补肾宁心、滋补强壮的功效，用于咳喘、遗精、久泻、自汗、盗汗、心悸失眠等症。

荸荠：马蹄，味甘，性微寒、滑，无毒，能治消渴、除痹热、温中益气、下丹石、消风毒、除胸中实热气，可作粉食。具有清心消暑、润肺生津、滋补安神之功效，老少咸宜，四季适用，是天然保健佳品。

毕拨：荜茇，其根用于治五劳七伤、心腹胀满、食不消化、阴汗、妇人内冷不孕。果实用于治心腹冷痛、呕吐、腹泻、头痛。

C

朝脑：樟脑，别名樟冰、潮脑、韶脑，产于福建、广东等地，为樟脑之脂胶炼成，色白气烈，味辛，性热，无毒，为通关窍、利滞气要药，功能辟秽浊、杀虫止痒、消肿止痛，主中恶邪气，治寒湿霍乱、心腹诸痛，为合痧药水要剂，可辟疫提神。

辰砂：朱砂、丹砂、赤丹、汞沙，是硫化汞，古代炼丹的重要原料。本品具有镇静、安神和杀菌等功效。中国是辰砂的主要产出国，产地以湖南新晃、贵州铜仁等为主。

陈艾(叶)：保存 1 年以上的艾叶，以 3～5 年为最好，俗称"三年陈艾"和"五年陈艾"。味辛、苦，性质温和，能理气血、温经脉、逐寒湿、止冷痛，为妇科要药。用治脘腹冷痛、经寒不调、宫冷不孕等证，如艾附暖宫丸。炒炭止血，可用治虚寒性月经过多、崩漏带下、妊娠胎漏，如胶艾汤。艾叶捣绒，制成艾条、艾炷，外灸能散寒止痛，温煦气血。煎汤外洗可治湿疮疥癣，祛湿止痒。

陈细茶：陈年的毛尖类茶，也指加工精细的茶。《神农本草经》云："神农尝百草，日遇七十二毒，得茶而解之。"这是古人对茶能治病的最早的认识，也是最早的文字记录。

虫退：蝉蜕别名，是蝉科昆虫黑蚱的幼虫羽化后脱落的皮壳。具有宣散风热、清利咽喉、透疹、退翳障、明目、祛风止痉、定惊痫的功效，可治疗风热感冒、咽喉炎、风疹、皮肤瘙痒症、麻疹初起透发不畅、破伤风、白内障、慢性荨麻疹、惊痫抽搐、小儿惊风、夜啼、疔疮肿毒、咳嗽失音、声音嘶哑、化脓性中耳炎、高热惊厥。

抽芪：黄芪，又名元芪、黄耆、棉芪、红芪、独根，味甘，性微温，归脾、肺经。能补气升阳、益卫固表、托毒生肌、利水消肿。主治表虚自汗、气虚内伤、脾虚泄泻、水肿及痈疽等。

臭草根：别称岩椒草，味苦，性微寒，归心经。具有祛风、退热、利尿、活血、解毒、消肿之功。主治感冒发热、风湿骨痛、小儿惊风、小便不利、泄泻、疝气、妇女经闭、跌打损伤等症。捣烂外搽可治疮疖肿毒。

川甲：为兰科植物石仙桃的假鳞茎或全草，归肾、肺经。用于治疗感冒、肺热咳嗽、咯血、急性胃肠炎、慢性骨髓炎、关节肿痛、跌打损、伤等。

川椒:产于四川的花椒,多用作调味料,药用可温中止痛、祛湿、杀虫止痒、健脾、降压。用于脘腹冷痛、呕吐泄泻、虫积腹痛,外治湿疹、阴痒。

穿山甲:味咸,性微寒,归肝经、胃经。本品善于走窜,性专行散,能活血散瘀、通行经络,还有消肿排脓的功效,能使痈肿未成脓者消,已化脓者速溃。《医学衷中参西录》曰:"穿山甲……气腥而窜,其走窜之性无微不至,故能宣通脏腑,贯彻经络,透达关窍,凡血凝血聚为病皆能开之。以治疗痈,放胆用之,立见功效。并能治癥瘕积聚,周身麻痹,二便闭塞,心腹疼痛。"

慈竹:味苦、甘,性微寒。慈竹花止血,治痨伤吐血;慈竹叶清热除烦,治热病烦渴、小便不利、口舌生疮;慈竹笋清热解渴,治消渴、小便热痛;慈竹根通乳,治乳汁不通。

寸冬:麦冬、麦门冬。好的麦冬就一寸长,故得名。本品有养阴生津、润肺清心作用,用于肺燥干咳、虚痨咳嗽、津伤口渴、干咳咯血、心烦失眠、内热消渴、肠燥便秘、咽白喉。

D

打不死:被称为"打不死"的中草药很多,如轮叶八宝、豌豆七、千层塔、还魂草、苍条鱼鳖、红胡豆七、卷柏、落地生根、护耳草、宽筋藤、姜叶三七、红草藓、上石田螺等。依本书中所用药物功效来看,应为豌豆七,又可称白三七、一代宗、三步接骨丹、还阳参、接骨丹。味微辛、甘、涩,性平,归肝、肾经。可散瘀止痛、止血、安神。主治跌打损伤、骨折、外伤出血、月经不调、痛经、失眠。煎汤内服或泡酒,外可鲜品捣敷。

F

防风:有发散解表、胜湿止痛、祛风解痉等功效,既能防御外风而解表,又能祛风湿而止痛,故风寒、湿、热表证及疹出不畅、皮肤瘙痒等症均可配伍使用;还可治疗风邪侵袭导致的半身不遂、肩背疼痛等。阴血亏虚、热病动风者慎用。

粉草:又名粉草婆,味苦、涩,性平,入肝经,可散瘀止痛、收敛止血,主治跌打损伤、瘀血肿痛、外伤出血、伤口不愈、溃疡。

粉丹:即粉丹皮,是牡丹皮的一种,能清热凉血、活血化瘀,用于温毒发斑、吐血衄血、夜热早凉、无汗骨蒸、经闭痛经、痈肿疮毒、跌仆伤痛。

枫香树皮:味辛、微涩,性平,归脾、肝经,具有除湿止泻、祛风止痒之功效,用于痢疾、泄泻、大风癞疾、痒疹。

蜂房:具有攻毒杀虫、祛风止痛之功效,常用于疮疡肿毒、乳痈、瘰疬、皮肤顽癣、鹅掌风、牙痛、风湿痹痛等症。

佛手柑:味辛、苦、酸,性温,归肺经、脾经、肝经,可疏肝理气、和胃止痛,属理气药。

G

甘杞:枸杞子,道地产地为宁夏。"甘杞子"非宁夏所产,而是对甘肃张掖所产枸杞子的特指。

贡术:即白术,是浙江於潜、昌化、天目山一带产的野生白术的别称,其品质在全国范围内为最佳。味苦、甘,性温,归脾胃经。功能健脾益气、燥湿利水、固表止汗、安胎。

菰米:味甘,性寒,无毒,能止渴、解烦热、调理肠胃。

光条:即去皮后的怀山药,也叫骨怀山,因以河南省焦作市(古称怀庆府)一地产之为道地药材,故名"怀山药"。据《神农本草经》记载:山药从河南怀庆者良。味甘性平,功能益气养阴、补脾肺肾、涩精止带。

广皮:即陈皮,广东新会生产,药用效果好,所以名广皮。味苦、辛,性温,归肺、脾经,可理气健脾、燥湿化痰,用于脘腹胀满、食少吐泻、咳嗽痰多。

归身:当归的中间部分。常说的当归指全当归,根略呈圆柱形,根上端称"归头",主根称"归身"或"寸身",支根称"归尾"或"归腿",全体称"全归"。全当归既能补血,又可活血,统称和血;当归身补血,当归尾破血。当归身主要以补血为主,具有补血活血、调经止痛、润肠通便的功效。

H

海桐皮:别称钉桐皮、鼓桐皮、刺桐皮,味辛、苦,性平,归肝、胃、肾经。功效祛风除湿、通络止痛、杀虫止痒。主治风湿关节痛、腰腿酸痛、肾虚水肿、消渴、胃脘痛、跌打损伤、骨折、吐血、衄血、疟疾、漆疮、骨髓炎、深部脓肿等。

盒桂:桂心(即肉桂加工过程中剪下的边条,除去栓皮者),贮藏于干燥阴凉处,或入锡盒内,密闭保存。主治风邪传里、有汗之骨蒸,风痹癥瘕,噎膈腹满,腹内冷痛。

黑荆芥:用武火炒至焦黑色的荆芥,也叫荆芥炭,善入血分,有理血止血之功,治便血、崩漏、产后血晕等。

黑心姜:姜肉是黑色的生姜,又叫蓝姜、绿姜、黑姜、乌姜,味苦、辛,性温。具有祛风除湿、消肿止痛作用,用于风湿痛、头风痛、胸胁痛、腹泻痛,外用治跌打损伤、瘀血肿痛。

红杞:枸杞一般分为红枸杞和黑枸杞。红杞即红枸杞,性甘、平,归肝、肾经,具有补肝肾、益精气、长肌肉、改善面色、明目安神、祛风治虚、延年益寿、坚筋骨等多种保健功效,可药食两用。药用具有补气升阳、固表止汗、利水消肿、生津养血、行滞通痹、托毒排脓、敛疮生肌之功效,常用于气虚乏力、食少便溏、中气下陷、久泻脱肛、便血崩漏、表虚自汗、气虚水肿、内热消渴、血虚萎黄、半身不遂、痹痛麻木、痈疽难溃、久溃不敛等症。

红茨藤:小金樱。味苦,性平,无毒,入心、肝、肺三经,可散瘀止血、解毒消肿,主治月经不调、子宫脱垂、痔疮、脱肛、疮毒、外伤性出血。内服煎汤或浸酒、捣敷。

胡豆:即蚕豆。新鲜叶含有黄酮类化合物,外用适量,捣烂敷患处,可解毒,治疗蛇咬伤、臁疮等。

胡桃：即核桃,具有健脑益智、抗衰老、防便秘、降血糖的功效,主治肾虚喘嗽、腰痛等症。

虎胶：虎骨胶,为猫科动物虎的骨骼煎熬而成的胶。现虎骨制品禁止入药。

化红：化橘红,有健胃行气、理气化痰的功效。化是产地,化州橘红是化州市之地道药材,是明、清两个朝代的宫廷贡品。据现存史料推测,化州橘红原为野生柚树,吸收了当地土质中所含的礞石(礞石为治顽痰、癖结之奇药,痰去咳自除)。《药品化义》载:橘红,辛能横行散结,苦能直行下降,为利气要药。盖治痰须理气,气利痰自愈,故用入肺脾,主一切痰病,功居诸痰药之上。

淮山：淮山药、菜山药,我国广东、安徽等地出产的山药。怀山药和淮山药的主要区别:一是从药用价值来看,怀山药既是食物又是药材,而淮山药大多只作食物用。二是怀山药易于煮熟,一般用7分钟就完全熟了,但淮山药烹饪的时间要长,往往用20～30分钟。

淮膝：又叫怀牛膝,主产于河南温县、武陟、博爱、沁阳等地,旧属怀庆府,为享有盛誉的四大怀药之一。

黄荆：味辛、苦,性温,归肺、胃、肝经,能祛风解表、止咳平喘、理气消食止痛。茎叶治久痢;种子为清凉性镇静、镇痛药;根可以驱虫;花和枝叶可提取芳香油。

活麻巅：荨麻之生长尖端末梢。味苦、辛,性温,有毒,归肝经。具有祛风通络、平肝定惊、消积通便、解毒的功效。主治风湿痹痛、产后抽风、小儿惊风、小儿麻痹后遗症、高血压、消化不良、大便不通、荨麻疹、跌打损伤、虫蛇咬伤。

J

建莲(子)：被誉为"莲中极品"。外观粒大饱满,圆润洁白,色如凝脂。建莲浑身是宝,具有补脾、养心益肾、壮阳、固精等功效,主治脾虚泄泻、多梦遗精、崩带漏下、心悸失眠等症,是较好的养心安神高级滋补品。此外,莲叶、莲梗也是清暑解热的常用药,莲花、莲房、莲芯、莲须均可入药。

建曲：又名范志曲、建神曲。性温，味苦，具有健脾消食、理气化湿、解表和中的作用。主治饮食积滞、脘腹胀满、食少纳呆。神曲与山楂、麦芽在中医临床合称"三仙"，为常用助消化药。

箭芪：又称黄耆、黄芪。生用益卫固表、利水消肿、托毒生肌，主治自汗、盗汗、血痹、水肿、痈疽不溃或溃久不敛；炙用补中益气，治内伤劳倦、脾虚泄泻、脱肛、气虚血脱、崩漏带下及一切气衰血虚之证。

姜炭：为姜科植物姜的干燥根茎经炒炭形成的炮制品。具有温经止血、温脾止泻的功效。主治虚寒性吐血，便血，崩漏，阳虚泄泻。

结洋参：洋参的一种，具有补气养阴、清热生津的功效。

京子：蔓荆子，又名蔓荆实、荆子、万荆子、蔓青子等，古之书写中药名常写同音字代替，本书类似情况较多。

净夏：一是指洗干净的半夏，具有燥湿化痰、降逆止呕、生用消疖肿作用。陶弘景："半夏，用之皆先汤洗十许过，令滑尽，不尔戟人咽喉。"二是指京半夏，当地口音简写，又称宋制半夏或苏半夏，系生半夏用白矾加工炮制成清半夏，再用陈皮、紫苏子、青礞石、枇杷叶等药煎汁拌和，使之吸尽晒干入药，其毒性及燥性降低，降气化痰平喘作用增强。法半夏又称法夏、法下、黄法夏，为生半夏用白矾、甘草、石灰加工炮制后入药者，毒性降低，化痰作用增强。仙半夏又名仙露半夏，为生半夏用甘草、五味子、青陈皮、枳壳、枳实、川芎、沉香等多味中药煎汁浸泡，待药汁吸干，再烘干入药，其毒性降低，理气化痰作用增强。青盐半夏又称盐半夏，为清半夏用青盐水浸拌，晒干入药，其毒性降低，清热化痰作用增强。竹沥半夏为清半夏用鲜竹沥淋洒拌匀，待竹沥被吸尽，晒干入药，其清热化痰止咳作用增强。

净萸：干净的山茱萸肉，别名山萸、蜀枣、山芋肉、萸肉，是山茱萸的干燥成熟果肉。味酸、涩，性微温，归肝、肾经，可补益肝肾、涩精固脱，主治眩晕耳鸣、腰膝酸痛、阳痿遗精、遗尿尿频、崩漏带下、大汗虚脱等症。如六味地黄汤中用山萸肉。中药应根据方用，辨证用药。酒萸肉是取净山萸肉，照酒炖法或酒蒸法炖或蒸至酒吸尽。吴茱萸别名吴萸、茶辣、漆辣子、臭辣子树、左力纯幽子、米辣子，性热，味苦、辛，有散寒止痛、降逆止呕之功,用于治疗肝胃虚寒、阴浊上逆所致的头痛或胃脘疼痛等症。如吴茱萸汤用吴茱萸、生姜、人参、大枣以温中补虚、降逆止呕,主治肝胃虚寒、浊阴上逆证。

酒军:即熟大黄,味苦,性寒,归脾、胃、大肠、肝、心包经。功效泻热通肠、凉血解毒、逐瘀通经。主治实热便秘、积滞腹痛、泻痢不爽、湿热黄疸、血热吐衄、目赤、咽肿、肠痈腹痛、痈肿疔疮、瘀血经闭、跌打损伤、水火烫伤、上消化道出血。

橘饼:用蜜糖渍制而成。本品味甘,性温,具有健脾和胃、止咳化痰、理气宽中的功效,主治食滞、气膈、咳嗽、泻痢等症。

苣胜子:别名莴苣子、白苣子,生菜子,为菊科植物莴苣的种子。秋季果实成熟后,割取地上部分,晒干,打下种子,簸净杂质,贮藏于干燥通风处。味苦,性寒,具有通乳汁、利小便、活血行瘀之功效。主治乳汁不通,小便不利,跌打损伤,瘀肿疼痛,阴囊肿痛。

军姜:筠姜,即干姜,四川宜宾筠连县道地药材。本品味辛性热,入脾胃经,可燥湿温中,用治肺饮蓄痰咳嗽。

K

枯明矾:又名枯矾、枯白矾、煅白矾,是失去结晶水的明矾。取明矾置砂锅内加热溶化并煅至枯干,取出,剁块。无色,透明或半透明,气微,味微甜而涩。易溶于水或甘油,不溶于乙醇。酸涩,寒。有毒。具有消痰、燥湿、止泻、止血、解毒、杀虫作用,治疮痔疥癣,水、火、虫伤等。

苦丁香:又叫瓜蒂、甜瓜蒂、香瓜蒂。苦寒有毒,主入胃经,善催吐热痰、宿食,而治痰迷癫狂。研末搐鼻,去湿热退黄疸。

L

老蔻:又名大草蔻、豆蔻、漏蔻、飞雷子、豆蔻子、草蔻、草果、偶子、草蔻仁、弯子,性辛、温、涩,无毒。功效温中燥湿、行气健脾。用于寒湿内阻,脘腹胀满冷痛,嗳气呕逆,不思饮食。

老鹳花：又名老鹳草，为老鹳草的花朵。传说药王孙思邈发现老鹳鸟啄食此草后疲态消失，便采集试用。能祛风活血、清热解毒，主治风湿疼痛、拘挛麻木、痈疽、跌打、痢疾。另有一说为其果实的前端长得像鹳的长嘴而得名。

丽参：属于人参的一种。一说为玄参科植物全裂马先蒿的根，分布于陕西省，别名太白土高丽参、太白参、黑阳参。一说为高丽参、正丽参、朝鲜参、别直参，是五加科植物人参带根茎的根。味甘、微苦，性平，具有益气养阴、托毒外出、止痛的功效，用于病后体虚、阴虚潮热、疮毒内陷、关节疼痛。本品还有大补元气、生津安神的功效，主治惊悸失眠、体虚、心力衰竭、心源性休克等。因本品有小毒，不可生用。

莲须：别称莲花须、莲花蕊、莲蕊须，为睡莲科植物莲的干燥雄蕊。味甘、涩，性平，归心、肾经，能清心益肾、涩精止血，主治遗精、尿频、带下、吐血、崩漏、遗尿等症。

硫黄：硫块、磺粉。外用解毒杀虫疗疮，用于疥癣、秃疮、阴疽恶疮；内服补火助阳通便，用于阳痿足冷、虚喘冷哮、虚寒便秘。

潞党：又名上党、上党参、白皮党、异条党等，产于山西长治（秦代称上党郡，隋代称潞州，故有上党参、潞党参之称）一带，品质最优，为道地药材。现多为栽培品，按质量分为贡潞、奎潞、秃潞等。贡潞品质优，奎潞次之，秃潞又次之。

乱头发：又名薔草，可祛风止痛、活血、解毒，主治腹部痞块、跌打损伤、毒蛇咬伤、痈肿疮毒等。本书估为此解。另有乱头发为"海金沙草"之说，可清热解毒、利水通淋、活血通络，主治热淋、石淋、血淋、小便不利、水肿、白浊、带下、肝炎、泄泻、痄腮、乳痈、丹毒、带状疱疹、水火烫伤、皮肤瘙痒、跌打伤肿、风湿痹痛、外伤出血等。

绿豆皮（壳）：又名绿豆衣，将绿豆泡发后揉搓下来的种皮晒干后得到的一种物品，可入药，能解毒透疹。绿豆皮清热解毒作用强于绿豆。另有一说，绿豆的功效中清热在其皮，解毒在其内。

M

麻柳叶：具有祛风止痛、杀虫止痒、解毒敛疮之功效。外用可煎水外洗、乙醇浸搽或捣敷。

马桑叶：味辛、苦，性寒，有毒，归心、肝、胃经，具有清热解毒、消肿止痛、杀虫之功效，常用于痈疽肿毒、疥癣、黄水疮、烫火伤、痔疮、跌打损伤。

茅术：又名茅苍术，分布于江苏、湖北和河南等地，江苏茅山地区是茅苍术道地药材的主产区。也称之为南苍术，为菊科植物，味微甘、辛、苦，具有燥湿健脾、祛风散寒、明目作用，主治脘腹胀满、水肿、风湿痹痛、风寒感冒、脾胃不和、泄泻、湿热证和目疾、暑温、痢疾、时行外感、黄白带下等症。阴虚火旺、吐血、衄血、气虚多汗者忌用。

蜜芪：炙黄芪，又名蜜炙黄芪、蜜黄芪，为黄芪片用蜂蜜拌匀，炒至不粘手时取出摊晾入药。功效作用与黄芪大致相同，但因为经过了蜂蜜炒制，增强了黄芪的补气润肺功效，故蜜黄芪可以益气补中，补火助阳，引火归原，散寒止痛，活血通经。主治气虚乏力、食少便溏。

N

牛膝：性善下行，入肝、肾二经，能补肝肾、强筋骨，又能通血脉、利关节，为治腰膝下肢病症常用药。怀牛膝功偏滋补肝肾、壮腰膝，用于肝肾不足引起的筋骨酸软、腰膝疼痛，常与苍术、狗脊、木瓜等同用。川牛膝以活血通经、祛风湿见长，用于风湿痛，如因湿热下注引起的腰膝关节疼痛，常与苍术、黄柏等同用；如风湿痹痛、下肢关节疼痛为甚，可与木瓜、防己、独活等同用。《医学衷中参西录》曰："牛膝……原为补益之品，而善引气血下注。"下肢损伤多用牛膝作为引经药。

P

炮姜：干姜的炮制加工品，取干姜用烫法（药物与热砂同炒，称为砂烫,亦叫烫法)烫至鼓起,表面棕褐色。功能温经止血、温中止痛,用于阳虚失血、吐衄崩漏、脾胃虚寒、腹痛吐泻等症。

Q

千里光汁:味苦,性寒,归肝、肺经,能清热解毒、清肝明目、凉血消肿。

芡实:味甘、涩,性平,归脾、肾经。功效益肾固精、补脾止泻、除湿止带。主治遗精滑精、遗尿尿频、脾虚久泻、白浊、带下等症。

茄子根:白茄的根。味甘,性凉,能清热利湿、收敛固摄。

轻粉:为水银、白矾(或胆矾)、食盐等用升华法制成的氯化亚汞结晶性粉末。能杀虫、攻毒、祛腐、止痒、祛痰、逐水、通便,外用治疮疡溃烂、疥癣瘙痒、湿疹等。

R

然同:自然铜,为硫化物类铁矿族矿物黄铁矿。味辛,性平,归肝经,具有活血化瘀、续筋接骨的功效。

蕤仁:别名蕤核、蕤子、白桜仁、棫仁、美仁子、单花扁核木、蕤李子、山桃、小马茹子、蕤核仁,功能养肝明目、疏风散热,用于目赤肿痛、睑弦赤烂、目暗羞明。

S

桑树上所生耳子:生长在老龄桑树上的蕈类,别名桑菌、木麦、桑上寄生、桑檽、桑上木耳、桑鸡等,属银耳科,为银耳科银耳属和木耳科木耳可食用真菌的子实体。味甘性平,归肝、脾经。能凉血止血、活血散结,主治衄血、尿血、便血、痔血、崩漏、喉痹、癥瘕积聚等。

砂头:砂仁中的粒小者。西砂头即西砂仁,又名缩砂仁、缩砂、进口砂仁、西砂米、绿壳砂、绿壳砂仁。功效同砂仁,化湿和胃、促消化、温脾止泻、理气安胎。

上桂：又名肉桂、清化桂、玉桂、官桂，是桂树的老皮。具有补火助阳、引火归原、散寒止痛、活血通经的作用。主治阳痿、宫冷、腰膝冷痛、肾虚作喘、阳虚眩晕、心腹冷痛、经闭、痛经等；还有抗菌、抗肿瘤，调节免疫、心血管及中枢神经的作用。可研粉直接食用或煎汤（不宜久煎）饮用。桂枝是桂树的嫩枝，上桂和官桂特指优质的桂枝，桂心是除去老皮的嫩枝。肉桂和桂枝虽均味辛、甘，均能助阳散寒、温经通脉、止痛，均可治脘腹冷痛、风寒湿痹、阳虚水肿以及经寒血滞引起的痛经、经闭、月经不调等。但两者的药性有区别，肉桂为树干之皮，力强而功专走里；桂枝为树之嫩枝，力缓而走表。

蛇退：各种蛇在活动期自然蜕下的干燥表皮膜，是体表角质层，有别于蛇皮。味微苦，性平，入肝、胃经。具有祛风解毒、祛瘀止痛之功效。主治风湿痹痛、腰痛、跌打损伤、骨折、胃脘疼痛等症。

史君肉：又名使君子、君子、使君子仁、使君子肉、使君肉、使君仁、君子肉。相传潘州医生郭使君治疗小儿诸疾独用此药，疗效较好，后人为了纪念他，称此药为使君子。味甘，性温，小毒，归脾、胃经。具有杀虫消积的功效，主治蛔虫病、蛲虫病、虫积腹痛、小儿疳积等。内服煎汤，捣碎入煎；或入丸、散；或去壳炒香嚼服。

水竹叶：鸭跖草科植物水竹叶的全草，生于阴湿地、水稻田中或水边。分布于西南、中南及华东各地，夏、秋采收，晒干。味甘，性平，归肝、脾二经。具有清热利尿、消肿解毒的功效。主治肺热喘咳、赤白下痢、小便不利、咽喉肿痛、痈疖疔肿等症。

丝瓜瓢：又名丝瓜络，丝瓜成熟后，晒干去掉外层表皮，内部丝状物部分即为丝瓜瓢。味甘，性平，入肺、胃、肝经，具有通经活络、清热化痰之效。用于风湿痹证，善祛风通络，唯药力平和，治风湿痹痛。常与秦艽、防风、当归、鸡血藤等配伍治疗筋脉拘挛，肢体麻痹。

松毛：又名猪鬃松叶、山松须、松针，味苦，性温，具有祛风燥湿、杀虫止痒、活血安神的功效。治各脏肿毒、风寒湿证、肿疡，促进毛发再生，强健肝、肾、心、脾、肺五脏，能够充饥，延年益寿。治风湿痿痹、跌打损伤、失眠、水肿、湿疮、疥癣，并能防治流脑、流感、钩虫病。

松针：松树的叶，叶状似针，味酸、苦涩，性温，无毒，入心、脾、肝经。能祛风燥湿、杀虫止痒、明目安神。主治风湿痿痹、湿疮疥癣等。《本草纲目》言，松针长期服用，治百病，安五脏，生毛发，耐寒暑，耐风吹雨打，轻身益气，守中而辟谷延年。松叶以除邪气为主，邪去则正安，疾病不生，从而获得不饥延年的实效。这和人参、白术、茯苓、黄精等以补为主的延年之法，有着根本上的不同。鲜松叶为补阴要药，其性多燥，久服大益脾土，以滋其肺，"四季脾旺不受邪"。

松罗茶：味苦，微甘，性微寒，入心、肾、胃三经。清热降火、通便止痢、消食导滞、下气行水。主治赤白热痢、大便秘结、积滞、水臌腹胀、小便淋浊刺痛等症。

苏荷：又名紫苏薄荷、苏薄荷、罗勒，产于江苏者名苏荷，质佳。

T

台乌：乌药的根。主产于浙江省台州市天台县。味辛，性温，入脾、肺、肾、膀胱经。具有行气止痛、温肾散寒之效，用于寒凝气滞所致胸腹诸痛症、尿频、遗尿。川乌正名为乌头，主要栽培于四川，味辛、苦，性热，有大毒，归心、肝、肾、脾经。可祛风除湿、温经止痛，主治风寒湿痹、关节疼痛、心腹冷痛、寒疝作痛。

天雄：附子或草乌头之形长而细者，味辛，性热，有毒，入肾经。具有祛风散寒、益火助阳的功效。主治风寒湿痹、历节风痛、四肢拘挛、心腹冷痛、疢癖癥瘕等症。天雄片又称白附片，是附子除去外皮的不规则纵切片，有回阳救逆、温肾助阳、祛寒止痛的功效，用于肾阳不足、畏寒肢冷、风寒湿痹等症。张锡纯《医学衷中参西录》载："种附子于地，其当年旁生者为附子，其原种之附子则成乌头矣……若种后不旁生附子，惟原种之本长大，若蒜之独头无瓣者，名谓天雄，为其力不旁溢，故其温补力更大而独能称雄也。"李时珍曰："天雄乃种附子而生出或变出，其形长而不生子，故曰天雄。"

条参：又名雪条参、红条参，为菊科植物伞状绢毛菊的根，生于海拔3 400～3 900m的高山、草地或石坡。味苦、甘，性温，具有补益气血的功效。主治身体虚弱、头晕、四肢无力。

通花根:味苦,性寒,无毒,归肝、脾、肾经。具有清热利水、行气消食、活血下乳之功效。主治水肿、淋证、食积饮胀、痞块、风湿痹痛、月经不调、乳汁不下等症。

铜绿:即铜青、生绿,为铜器表面经二氧化碳或醋酸作用后生成的绿色碱式碳酸铜。具有退翳、祛腐敛疮、杀虫、吐风痰之功效。

W

文蛤:《金匮要略》载有文蛤汤,具有清热邪、和胃气之功效。主治吐后渴欲得水而贪饮者;兼主微风,脉紧头痛,方用文蛤、麻黄、甘草、生姜、石膏、杏仁、大枣。《医宗金鉴》载有文蛤为五倍子,具有敛肺降火、涩肠止泻、敛汗止血、收湿敛疮等功效,主治肺虚久咳、久泻久痢、便血痔血、痈肿疮毒、皮肤湿烂等症。从本书医案前后用药来看,应指五倍子。

吴茱萸:简称吴萸,性热、味苦辛,有散寒止痛之功。主治肝胃虚寒、疼痛等症,是苦味健胃剂和镇痛剂,又作驱蛔虫药。

X

仙毛:仙茅,具有温脾止泻、强筋健骨、温肾壮阳功效。

雄精:是雄黄矿中的结晶体,具有解毒杀虫、燥湿祛痰、截疟的功效。

Y

洋参:又名西洋参,有补气养阴、清热生津之功效。

洋桂枝:大叶清化桂,树皮入药为肉桂,又称南玉桂。具有补火助阳、引火归原、散寒止痛、活血通经的功效。其嫩枝为中药桂枝;干燥幼果为中药桂子。其形状似公丁香,又称桂丁香,主产于坦桑尼亚、马来西亚、印度尼西亚等地,是我国传统进口"南药"之一,又称为洋桂枝。

味辛,性温,入肺、脾、胃、肾四经,能温中、暖肾、降逆。主治呃逆、呕吐、反胃、痢疾、心腹冷痛、疢癖、疝气、癥症等。

阴米:用糯米蒸熟后阴干而成,阴干过程中要把粘在一起的熟糯米团掰散,让米粒颗颗分离。可单用煮粥或与绿豆混合煮粥,还可炸米泡或炒熟碾粉用开水泡食,具有暖脾、补中益气、清热解毒、清火解暑、清胆养胃的功效。

油桂:从生长期较长的肉桂树上剥下的皮,具有补火助阳、引火归原、散寒止痛、温经通脉等功效。

鱼子硫黄:制硫黄的处方名,生硫黄与豆腐同煮,至豆腐呈黑绿色时将硫黄取出,用清水冲洗干净,晾干入药者,其毒性降低。

元参:别名元参、浙玄参、黑参、乌元参,玄参科多年生草本植物玄参的根,主产于浙江、四川、湖北等地。玄参在《本草纲目》中释名黑参、玄台、重台、鹿肠、正马、逐马、馥草、野脂麻、鬼藏,并无元参之名。清康熙年间,为避康熙玄烨讳,改"玄"为"元",故有元参之名。味苦咸,性微寒,无毒,归肺、肾、胃三经。恶黄芪、干姜、茴香、山萸,反藜芦,勿犯铜铁。具有强阴益精、补肾明目、清热凉血、滋阴降火、解毒散结的功效,主治温热病热入营血、身热、烦渴、舌绛、发斑、骨蒸劳嗽、虚烦不寐、津伤便秘、目涩昏花、咽喉肿痛、瘰疬痰核、痈疽疮毒等症。

月月红根:又名月季花根。味甘,性温,归肝经。功效活血调经、消肿散结、涩精止带。主治月经不调、痛经、闭经、血崩、跌打损伤、瘰疬、遗精、带下。煎汤或研末内服;外用捣敷。多服久服,易致腹泻,脾虚便溏、孕妇及月经过多者慎用。

Z

枣皮:山茱萸。参"净萸"条。

泽兰:味苦、辛,性微温,归肝、脾经,具有活血调经、祛瘀消痈、利水消肿之功效。酒炒泽兰还有补肾之功效。

赭石:又名代赭石、钉头赭石、红石头。味苦甘,性平、寒,无毒,归肝经、胃经、心经。具有平肝潜阳、重镇降逆、凉血止血功效。

紫朴：又名紫油朴、温朴、厚朴，是干燥干皮、根皮及枝皮。具有行气消积、燥湿除满、降逆平喘的功效。主治食积气滞、腹胀便秘、湿阻中焦、脘痞吐泻、痰壅气逆、胸满喘咳等症。

二、主要方剂汇释

B

八味地黄汤

清·陈士铎《辨证录》

功效：补肾水以制火。

药物组成：熟地一两，山茱萸五钱，山药五钱，茯苓三钱，丹皮三钱，泽泻三钱，川芎三两，肉桂一钱。

主治：主少时不慎酒色，又加气恼而得头疼，不十分重，遇劳、遇寒、遇热皆发，倘加色欲则头岑岑而欲卧。

八味地黄丸

清·傅山《傅青主女科》

功效：补中益气。

药物组成：山茱萸、山药、牡丹皮、茯苓、熟地黄各八钱，泽泻、五味子各五钱，炙黄芪一两。

主治：产后虚汗不止，血块不落。

拔云散

明·朱橚等《普济方》

功效：消翳。

药物组成：白蒺藜四两（去刺角），甘草一两，防风一两，羌活一两。

主治：眼一切昏暗浮云，翳膜侵遮。

保元煎

明·魏直《博爱心鉴》

功效：益气补虚培元。

药物组成：黄芪三钱，人参二钱，甘草一钱，肉桂三分。

主治：痘疮气虚顶陷者，中风虚证，胸痹心痛心气不足证。

补中益气汤

金·李东垣《内外伤辨惑论》

功效：补中益气，升阳举陷。

药物组成：炙黄芪（病甚、劳役重者一钱）五分，炙甘草五分，去芦人参三分，当归身二分，陈皮、升麻、柴胡、白术各二分或三分。

主治：脾虚气陷、气虚发热证。

C

陈细茶槐子汤

明·窦默《疮疡经验全书》

功效：除腹内之毒。

药物组成：槐角子五分，枳壳五分，黄芪五分，黄连五分，薄荷二钱。

主治：外痔并漏，根蒂落下。

冲和膏

元·杨清叟《仙传外科集验方》

功效：散风行气，活血消肿，祛冷软坚。

药物组成：槐角子五分，枳壳五分，黄芪五分，黄连五分，薄荷二钱。

主治：痈疽、发背，阴阳不和，冷热不明及流毒骨疽冷证。

D

大建中汤

汉·张仲景《金匮要略》

功效：温阳建中，祛寒止痛。

药物组成：蜀椒二合，干姜四两，人参二两。

主治：中阳衰弱，阴寒内盛之脘腹剧痛证。

蛋茸汤

清·陈光熙《云峰医案》

功效:补肾阳,强筋骨,益精血。

药物组成:鹿茸三钱为细末,调鸡蛋和滚汤服。

主治:气血虚弱,肾阳不足证。

当归补血汤

金·李东垣《内外伤辨惑论》

功效:补气生血。

药物组成:黄芪一两,当归二钱。

主治:血虚阳浮发热证。

地骨皮散

南宋·杨士瀛《仁斋直指方论》

功效:滋阴退热。

药物组成:地骨皮(洗)半两,秦艽(洗,去芦)半两,柴胡半两,枳壳(制)半两,知母(生)半两,当归半两,鳖甲(醋炙黄)半两,川芎半两,甘草(炙)一分。

主治:虚劳,潮热骨蒸,壮热。

颠倒散

清·吴谦《医宗金鉴》

功效:凉血活血,解毒杀虫。

药物组成:大黄、硫黄各等分。

主治:酒渣鼻,肺风粉刺。

E

二陈汤

宋·陈师文《太平惠民和剂局方》

功效:燥湿化痰,理气和中。

药物组成:半夏(汤洗七次)、橘红各五两,白茯苓三两,甘草(炙)一两半。

主治:湿痰证。

F

防风通圣散

金·刘完素《宣明论方》

功效:发汗达表,疏风退热。

药物组成:防风半两,川芎半两,当归半两,芍药半两,大黄半两,薄荷叶半两,麻黄半两,连翘半两,芒硝半两,石膏一两,黄芩一两,桔梗一两,滑石三两,甘草二两,荆芥一分,白术一分,栀子一分。

主治:风热郁结,气血蕴滞证。

茯苓四逆汤

汉·张仲景《伤寒论》

功效:回阳益阴。

药物组成:茯苓四两,人参一两,附子一枚(生用,去皮,破八片),甘草二两(炙),干姜一两半。

主治:伤寒汗下之后,病证不解而烦躁者。

G

观音红锦汤

清·陈光熙《云峰医案》

功效:滋补肝肾,明目退翳。

药物组成:全归、银花、生芪、白芷、没药、潞党、白菊、川芎、桔梗、大枣、粉草、蔓荆子,霜桑叶引,或加蒺藜、兰果,二单兼服,时务忌油、忌风,七日忌食一切生冷发物。

主治:肝肾阴虚,虚火上浮之目疾。

归脾汤

宋·严用和《济生方》

功效:养血安神,补心益脾。

药物组成:白术一两,茯苓一两(去木),黄芪一两(去芦),龙眼肉一两,酸枣仁(炒,去壳)一两,人参半两,木香(不见火)半两,甘草(炙)二钱半。

主治:心脾气血两虚证。

桂枝汤

汉·张仲景《伤寒论》

功效:发汗解肌,调和营卫。

药物组成:桂枝、芍药、生姜各三两,炙甘草二两,大枣十二枚。

主治:太阳中风证。

H

滑石甘草汤

金·刘完素《黄帝素问宣明论方》

功效:清暑利湿。

药物组成:滑石六两,甘草一两。

主治:暑湿证,膀胱湿热。

化坚丸

清·高秉钧《疡科心得集》

功效:化痰软坚、祛瘀解毒。

药物组成:大生地四两,川芎(酒炒)二两,白芍(酒炒)二两,川楝子(连核打炒)二两,当归(酒炒)二两,丹参(酒炒)二两,牡蛎(煅)三两,夏枯草(烘)三两,花粉(炒)二两,香附(醋炒)二两,半夏(炒)二两,石决明(煅)三两,郁金(炒)二两,青皮(炒)二两,橘核(炒)三两,全虫(酒炒)一两五钱,沉香(镑研)五钱,茯苓二两,刺蒺(炒)二两,土贝母(去心)二两,延胡(炒)二两,柴胡(炒)五钱,苏梗粉一两,两头尖(炒)三两。

主治:肝经郁火,乳痰、乳癖,及颈项失营、马刀,郁痰疬核。

黄芪建中汤

汉·张仲景《金匮要略》

功效:温中补虚,缓急止痛。

药物组成:黄芪一两半,桂枝三两,生姜二两,炙甘草三两,白芍六两,大枣十二枚,饴糖一升。

主治:中焦虚寒之虚劳里急证。

回阳玉龙膏

明·薛铠《保婴撮要》

功效:温经活血,助阳行阴。

药物组成:草乌三两(炒),南星一两(煨),军姜二两(煨),白芷一两(不见火),赤芍药一两(煨),肉桂半两(不见火)。

主治:阴证疮疡。

J

鸡鸣散

宋·朱佐《类编朱氏集验医方》

功效:行气降浊,宣化寒湿。

药物组成:槟榔七枚,陈皮一两,木瓜一两,吴茱萸二钱,桔梗半两,生姜(和皮)半两,紫苏茎叶三钱。

主治:湿性脚气初起,足腿肿重疼痛,步行困难,脚气疼痛,风湿流注,足崴筋脉浮肿者。

加味理中地黄汤

清·庄一夔《福幼编》

功效:助气补血,回阳救逆。

药物组成:熟地五钱,当归三钱,萸肉一钱,枸杞二钱,白术三钱,炮姜一钱,党参二钱,炙草一钱,枣仁(炒,研)二钱,肉桂一钱,破故纸二钱,炙芪二钱,生姜三片、红枣三枚、胡桃二个为引,用灶心土二两煮水煎药。

主治:小儿慢惊,气血极虚,神衰体弱至极者。

夹纸膏

清·吴谦《医宗金鉴》

功效:祛腐止痛。主臁疮溃腐。

药物组成:黄丹(炒)、轻粉、儿茶、没药、雄黄、血竭、五倍子(炒)、银朱、枯矾各等分。

主治:臁疮。

金樱膏

清·徐春甫《古今医统》

功效:固精缩尿,涩肠止泻。

药物组成:金樱子(经霜后采红熟者,不拘若干,撞去刺,切开,去子,捣碎煮之,滤滓净用,复将滓榨汁干用,熬成膏),枸杞子四两,拣人参二两,薏苡仁五两,山药二两,杜仲(姜汁炒)四两,芡实肉四两,山茱萸肉四两,益智仁四两,青盐四钱,桑螵蛸二两(新瓦焙燥)。

主治:虚劳遗精,白浊。

K

坎离丸

明·张时彻《摄生众妙方》

功效:生精益血,升水降火。

药物组成:全当归(用好酒浸洗二日,晒干,锉碎)、白芍(温水洗,锉碎,用好酒浸一日,晒干,炒赤)、川芎(大者,小者不用,清水洗净,锉碎)各四两,厚黄柏(去皮)八两(二两酒浸,二两盐水浸,二两人乳浸,二两蜜浸,俱晒干,炒赤)、知母(去毛,四制与黄柏同)、熟地黄八两(怀庆者佳,四两用砂仁,四两用白茯苓同入绢袋,用好酒二壶煮干,去砂仁、茯苓二味,只用地黄)。

主治:血液亏少诸症。

L

离宫锭子

清·祁坤《外科大成》

功效:解毒散瘀,消肿定痛。

药物组成:胆矾、血竭各三钱,京墨一两,蟾酥三钱,朱砂二钱,麝香一钱半。

主治:疔疮肿毒。

理中汤

汉·张仲景《伤寒论》

功效:温中祛寒,补气健脾。

药物组成:人参、干姜、甘草(炙)、白术各三两。

主治:脾胃虚寒证。

六君子汤

元·危亦林《世医得效方》

功效:健脾补气,和中化痰。

药物组成:人参(去芦)、甘草(炙)、白茯苓(去皮)、白术(去芦)、陈皮、半夏各等分。

主治:脾胃虚弱证。

六味回阳饮

明·张介宾《景岳全书》

功效:益气回阳,养血救脱。

药物组成:人参一二两或数钱,制附子一二钱,炮干姜二三钱,甘草一钱,炙熟地五钱或一两,当归身三钱,如泄泻者或血动者,以冬白术易之。

主治:阴阳将脱证。

龙胆泻肝汤

清·汪昂《医方集解》

功效:泻肝胆实火,清肝经湿热。

药物组成:龙胆草(酒炒)、黄芩(炒)、栀子(酒炒)、泽泻各三钱,木通二钱,车前子三钱,当归(酒洗)四钱,生地黄(酒炒)四钱,柴胡三钱,甘草(生用)二钱。

主治:肝胆实火证。

P

枇杷清肺汤

清·祁坤《外科大成》

功效:温补气血,消脓散肿。

药物组成:枇杷叶、桑白皮(鲜者更佳)各二钱,黄连、黄柏各一钱,人参、甘草各三分。

主治:肺风酒刺。

Q

七福饮

明·张介宾《景岳全书》

功效:补益气血,健脾安神。

药物组成:人参、熟地、当归各二三钱,白术(炒)一钱半,炙甘草一钱,枣仁二钱,远志三五分(制用)。

主治:气血虚亏,心神不安证。

杞菊地黄汤

清·董西园《医级宝鉴》

功效:滋肾养肝。

药物组成:生地、山茱萸、茯苓、山药、丹皮、泽泻、枸杞子、菊花。

主治:肝肾阴虚证。

羌活愈风汤

明·董宿《奇效良方》

功效:安心养神,调补阴阳。

药物组成:羌活、甘草(炙)、防风(去芦)、黄芪(去芦)、人参(去芦)、蔓荆子、川芎、细辛(去苗)、枳壳(麸炒)、地骨皮(去骨)、麻黄(去节)、知母(去毛)、杜仲(炒、去丝)、秦艽(去芦)、柴胡(去苗)、枸杞子、当归(去芦)、独活、白芷、半夏(姜制)、厚朴(姜制)、防己、芍药、黄芩、白茯苓、甘菊花、薄荷、前胡各七分半,石膏、生地黄、熟地黄、苍术各一钱,官桂(去皮)半钱。

主治:肝肾亏虚、中风。

S

桑菊饮

清·吴鞠通《温病条辨》

功效:疏风清热,宣肺止咳。

药物组成:桑叶二钱五分,菊花一钱,杏仁二钱,连翘一钱五分,薄荷八分,桔梗二钱,甘草八分,芦根二钱。

主治:风温初起。

参苏饮

宋·陈师文《太平惠民和剂局方》

功效:益气解表,理气化痰。

药物组成:木香半两,人参、紫苏叶、干葛、半夏、前胡、茯苓各二钱,枳壳、桔梗、陈皮、甘草各半两。

主治:虚人外感风寒,内有痰湿证。

十全大补汤

宋·陈师文《太平惠民和剂局方》

功效:温补气血。

药物组成:人参、肉桂(去粗皮)、川芎、地黄(洗、酒蒸,焙)、茯苓(焙)、白术(焙)、炙甘草、黄芪、当归、白芍药各等分。

主治:治诸虚不足,五劳七伤。

顺经汤

清·傅山《傅青主女科》

功效:补肾清肝。

药物组成:当归五钱(酒洗),大熟地五钱(九蒸),白芍二钱(酒炒),丹皮五钱,白茯苓三钱,沙参三钱,黑芥穗三钱。

主治:妇人肾阴不足,肝气上逆,经前一二日,忽然腹痛而吐血。

四妙散

清·张秉成《成方便读》

功效:清热利湿,强筋壮骨。

药物组成:苍术、黄柏、牛膝、苡仁各等分。

主治:肝肾不足,湿热下注,致成痿证。

四物汤

宋·陈师文《太平惠民和剂局方》

功效:调益荣卫,滋养气血。

药物组成:当归(去芦、酒浸、炒)、川芎、白芍药、熟干地黄(酒洒、蒸)各等分。

主治:冲任虚损,月水不调,崩中漏下,血瘕块硬。

T

天麻祛风汤

清·陈光熙《云峰医案》

功效:养血祛风,清肝明目。

药物组成:归身、芥穗、天麻、熟地、香附、薄荷、白菊、酒芍、蝉蜕、红柴、羌活、白芷、甘草。

主治:肝经风热目疾。

葶苈散

清·庆恕《医学摘粹》

功效:攻逐痰饮。

药物组成:葶苈三钱,白芥子三钱,甘遂一钱。

主治:中风痰涎闭塞,迷惑不清者。

W

外科醒消丸

清·马培之《外科传薪集》

功效:活血消肿,止痛。

药物组成:乳香、没药各一两,麝香一钱五分,雄精五钱共研和,取黄米饭一两捣烂,入末再捣为丸,如萝卜子大,晒干,忌烘,每服三钱,热陈酒送。

主治:痈疽肿毒,坚硬疼痛。

五子仙方

清·陈光熙《云峰医案》

功效:补益肝肾。

药物组成:枸杞子、桑椹子、覆盆子、金樱子、兰香子。

主治:肝肾阴虚之目疾。

完带汤

清·傅山《傅青主女科》

功效:补脾疏肝,化湿止带。

药物组成:白术一两(土炒),山药一两(炒),人参二钱,白芍五钱(酒炒),车前子三钱(酒炒),苍术三钱(制),甘草一钱,陈皮五分,黑芥穗五分,柴胡六分。

主治:脾虚肝郁,湿浊带下。

五福饮

明·张介宾《景岳全书》

功效:补养气血。

药物组成:人参三钱,熟地三钱,当归三钱,白术(炒)一钱半,炙甘草一钱。

主治:五脏气血亏损。

X

小建中汤

汉·张仲景《金匮要略》。

功效:温中补虚,缓急止痛。

药物组成:桂枝三两,甘草二两,大枣十二个,芍药六两,生姜三两,胶饴一升。

主治:中焦虚寒,肝脾不和证。

洗眼方

明·王肯堂《证治准绳·类方》卷七

功效：止痛祛风。

药物组成：秦皮、杏仁、黄连、甘草、防风、当归须各等分，滑石少许。

主治：昏膜。

香砂六君子汤

清·罗美《古今名医方论》引柯韵伯方

功效：疏补化痰。

药物组成：人参一钱，白术二钱，茯苓二钱，甘草七分，陈皮八分，半夏一钱，砂仁八分，木香七分。上加生姜二钱，水煎服。

主治：气虚肿满，痰饮结聚，脾胃不和，变生诸症。

Y

阳和汤

清·王维德《外科全生集》

功效：温阳补血，散寒通滞。

药物组成：熟地一两，肉桂一钱（去皮，研粉），麻黄五分，鹿角胶三钱，白芥子二钱，姜炭五分，生甘草一钱。

主治：一切阴疽，贴骨疽，流注，鹤膝风等证。

易黄汤

清·傅山《傅青主女科》

功效：固肾止带，清热祛湿。

药物组成：山药一两（炒），芡实一两（炒），黄柏二钱（盐水炒），车前子一钱（酒炒），白果十枚（碎）。

主治：肾虚湿热带下证。

右归丸

明·张景岳《景岳全书》

功效：温补肾阳，填精止遗。

药物组成：大怀熟八两，山药炒四两，山茱萸微炒三两，鹿角胶炒珠四两，菟丝子炙四两，杜仲姜汁炒四两，当归三两（便溏勿用），肉桂二两（渐可加至四两），制附子二两（渐可加至五六两）。上丸法如前，或丸如弹子大，每嚼服二、三丸。

主治：肾阳不足，命门火衰证。

12检

三、《云峰医案》书影

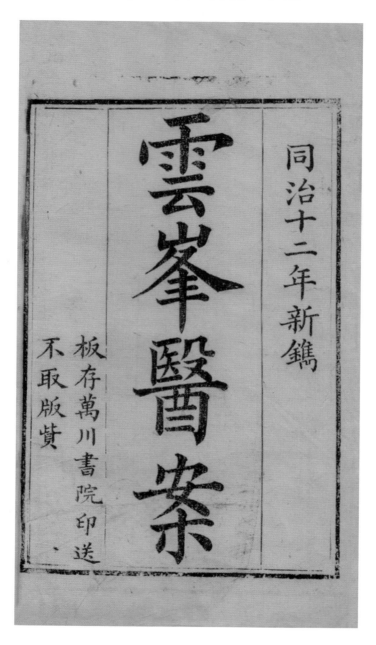

《云峰医案》同治刊本书影（一）

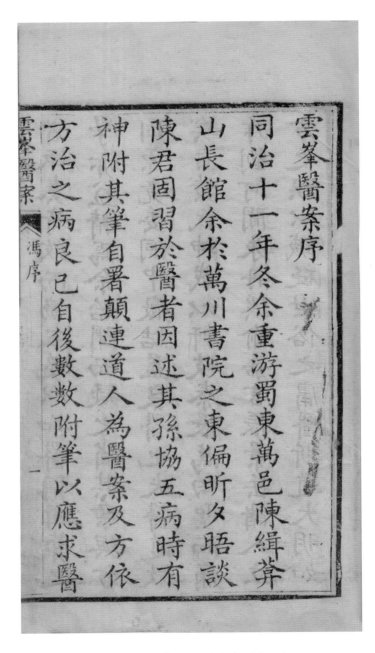

雲峰醫案序

同治十一年冬余重游蜀東萬邑陳緝莪
山長館余於萬川書院之東偏昕夕晤談
陳君固習於醫者因述其孫協五病時有
神附其筆自署顛連道人為醫案及方依
方治之病良已自後數數附筆以應求醫

雲峰醫案　《馮序

一

《云峰医案》同治刊本书影（二）

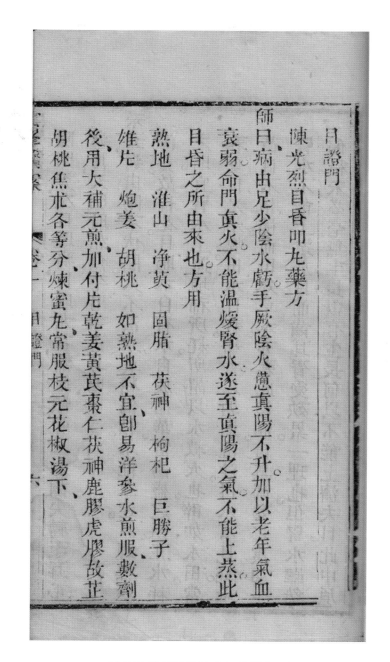

目證門

陳光烈目昏叩丸藥方

師曰病由足少陰水虧手厥陰火愈真陽不升加以老年氣血

衰弱命門真火不能温煖腎水遂至真陽之氣不能上蒸此

目昏之所由來也方用

熟地　淮山　净萸　固脂　茯神　枸杞　巨勝子

雄片　炮姜　胡桃　如熟地不宜卽易洋參水煎服數劑

後用大補元煎加付片乾姜黄芪棗仁茯神鹿膠虎膠故芷

胡桃焦术各等分煉蜜丸常服枝元花椒湯下

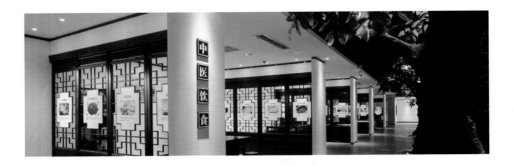

三峡中医药文化馆掠影（一）

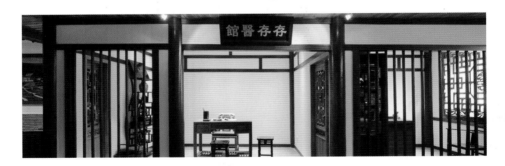

三峡中医药文化馆掠影（二）